NHKスペシャル

どうすればこの命を全うできるのか。
体の中には巨大な情報ネットワークが存在する。
臓器同士のダイナミックな情報交換。
命を支える臓器たちの会話に、今こそ耳を傾けよう。

人体
神秘の巨大ネットワーク

1

プロローグ
神秘の巨大ネットワーク

第1集
"腎臓" が寿命を決める

東京書籍

はじめに

　NHK スペシャル「シリーズ　人体　～神秘の巨大ネットワーク」。タモリさんとノーベル賞医学・生理学賞を受賞した山中伸弥さんのお二人を司会に迎え、2017 年秋にスタートしました。初回の放送直後から「凄い内容でびっくり」「圧巻」「次回の放送が待ち遠しい」など大きな反響を頂き、「是非書籍でも!」というご要望にお応えして、シリーズの放送が折り返しを迎えたこのタイミングで、早くも書籍化が実現しました。

　ディレクター達の傍らに何冊にも積み上がった取材ノートや映像集。それを改めて紐解き、放送ではお伝えしきれなかった内容も交えて、「騒がしく」「美しい」私たちの体の中の世界をご紹介していきます。

　NHK スペシャル「人体」、それに連なる本書のテーマは、「人体は巨大なネットワークである」というものです。そう言われてもピンとこないかもしれません。でも、私たち自身の健康を考える上で、そしてこれからの医学や医療を考える上で、「体の中のネットワーク」という考え方は、とても大切なコンセプトです。今までは、人体のイメージと言えば脳が全体の司令塔となり、他の臓器はそれに従うというものでした。ところが、最新の科学はその常識を次々と覆しています。

　なんと、「体中の臓器が互いに直接情報をやりとりすることで、私たちの体は成り立っている」そんな驚きの事実が次第に明らかになり、今や医学の大きな潮流のひとつになっています。そしてこの臓器同士の会話の解明が、これまでの健康常識や病気の治療法を大きく変えていこうとしているのです。

　もう少しイメージを膨らませるために、インターネットとそっくりの世界が、体の中に広がっていると考えてみましょう。体の中に数十兆個ある細胞がツイッターでつぶやくようにして情報を発信し、それをまた別の細胞や臓器が受け取って、行動を起こし始める。たとえば、

心臓が発する「しんどい」というメッセージに対して、腎臓が「おしっこを作ろう」と呼応する。ただのアブラだと思っていた脂肪細胞が「エネルギー十分だよ」と伝え、脳は「もう食べなくて良い」と判断する。メッセージとは、細胞達が発するミクロの物質。情報回線は総延長10万キロと言われる血管網です。がん細胞がウイルスメールに似たメッセージを発していたり、免疫の暴走がまるで、ネット上の炎上のように見えたり。もちろん、これはたとえ話です。しかし、知れば知るほど、インターネットと体の中の世界は良く似ている。いや、私たちの社会以上に高度に進化した情報ネットワークが、体の中に存在するように思えて仕方がありません。

　それにしても、医学の進歩には目覚ましいものがあります。本書には、これまで数年かけて論じられてきた研究と、最先端の報告とが混在しています。中にはこれからも長く探求される研究もあれば、数年後には顧みられなくなる研究もあるかもしれません。その全てに尊い価値があることは言うまでもありません。今この時に、科学者達が何を目指し、何と格闘しているのかが、本書に凝縮されています。
　少しおおげさかもしれませんが、科学者達のこの"躍動感"に触れることは、ひょっとすると、あなたの人生を変える力になるかもしれません。細分化が進む医学を一度俯瞰して捉えるのにも役立つかもしれません。あるいは、研究者達が苦心の末に捉えた美しい体内のミクロの映像をただ見つめるだけでも、未来につながる夢が生まれるかもしれません。
　この体の中で弛み無く、そして緻密に、私たちの体を生かしてくれている神秘の巨大ネットワーク。愛おしく不思議な世界へ、知の冒険を始めましょう。

NHK 大型企画開発センター
チーフ・プロデューサー　浅井健博

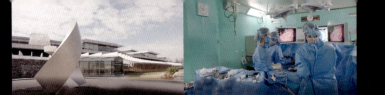
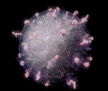

プロローグ
神秘の巨大ネットワーク 006
生命を支える「臓器同士の会話」

Part 1
人体がここまで見えてきた！ 驚異の技術革新 010

Part 2
心臓からのメッセージが がん治療に革命をもたらす！ 032

ANP、発見と進化の物語……054

Part 3
"1滴の血液"で 13 種類のがんを早期診断 056

Part 4
人体ネットワークの会話が人生を変える 068

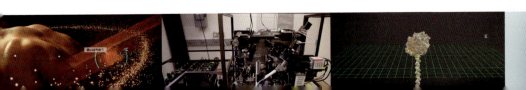
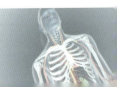

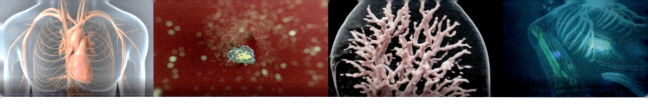

第1集
"腎臓"が寿命を決める 086

Part 1
金メダルの獲得を陰で支えた腎臓のメッセージ 088

EPO精製への道……104
EPO産生細胞の発見……106

Part 2
腎臓の手術で重症の高血圧が治る！大注目の最新治療 110

Part 3
血液の管理者：腎臓 118

腎臓の構造と働き……140

Part 4
老化や寿命のカギを握る腎臓 144

Part 5
腎臓を守れ！命の現場 150

はじめに……002　　　あとがき……158　　　放送番組CREDITS……160

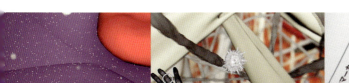
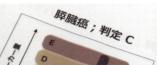
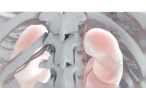

プロローグ
神秘の巨大ネットワーク

有史以来、人類は自らの体を探求し続けてきた。

個々の臓器の役割を解き明かし、それぞれの臓器で働く細胞の機能を知り、

それらを背後から支配する遺伝子の世界にも踏み込んだ。

そして、細胞や遺伝子といった目には見えない微小な世界の秘密を探るうち、

思いもよらない1つの大きな秘密にたどり着いた。

科学者たちは語る。

「人体の真の姿は、巨大なネットワークだ」

いま、医学の世界で起きている大転換。

最新科学が明らかにした、驚くべき人体の新たな姿に迫る。

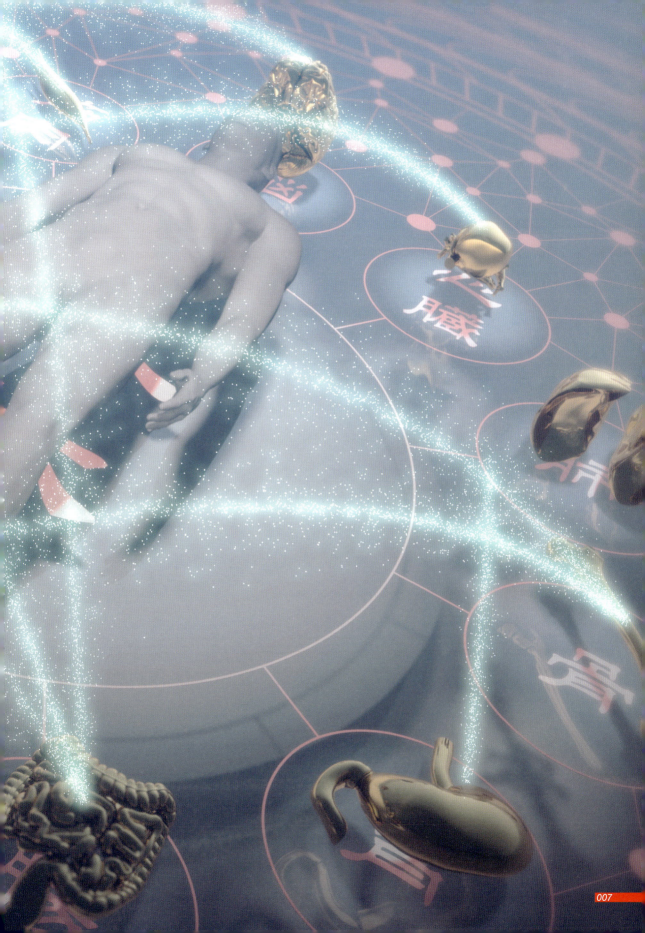

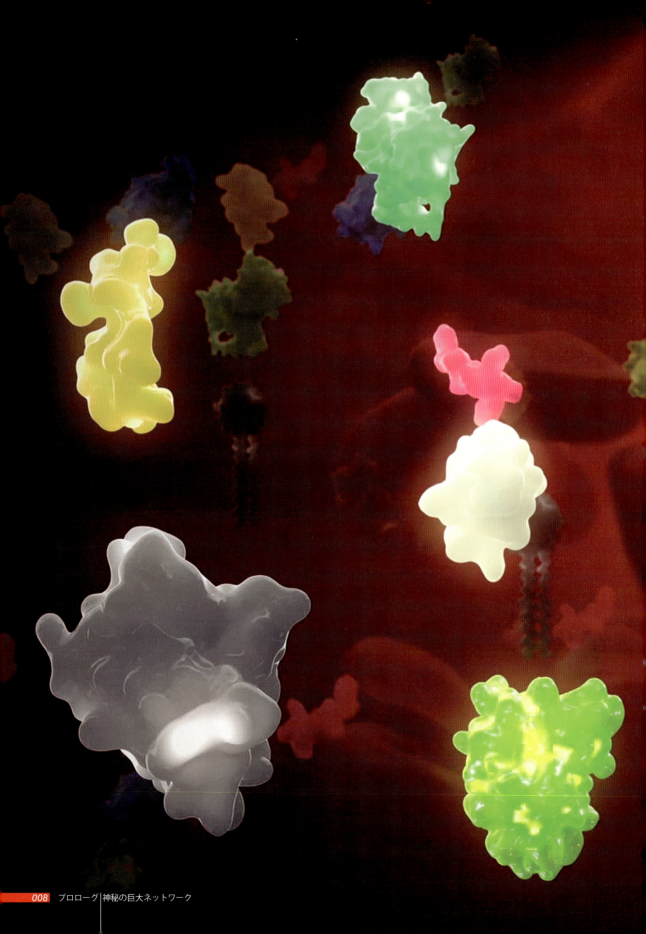

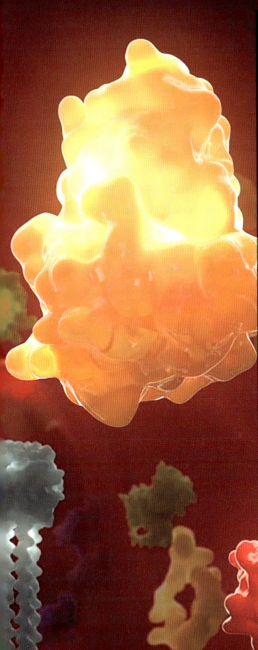

生命を支える「臓器同士の会話」

人体イメージのパラダイムシフト

目覚ましい科学技術の発展により、これまで解明できなかった人体の「本当の姿」が、ついに明らかになってきた。いま、医学の世界で人体に対する考え方が大きく変わりつつある。
これまでの人体のイメージは、脳が体全体の司令塔となり、他の臓器はそれに従うというもの。つまり、「脳を頂点とするタテ社会」という考え方だ。
ところが、最新科学はその常識を覆した。体中の臓器が互いに直接情報をやりとりすることで、私たちの体が、そして生命が成り立っているという驚きの事実が明らかになってきたのだ。人体の中では常に臓器同士が"会話をするように"メッセージを交換しながら、支え合って働いている。いわば巨大なネットワークなのだ──。それはまさに、人体のイメージを塗り替える大発見だ。

メッセージの解明から治療へ

さらに、深刻な病気の多くは、「臓器同士の会話」で間違ったメッセージが送られるなどの異常によって引き起こされていることが分かってきた。その結果、医療の現場でも大革命が起きている。がんや認知症、高血圧、メタボリックシンドロームなどの病気を、「臓器同士の会話」を操ることによって治すという、新たな治療法が成果を上げ始めている。
病気だけではない。「臓器同士の会話」を解明できれば、私たちの体の若々しさや美しさを保つ秘訣も分かるようになるという。最新の科学によってついに見えてきた、知られざる人体の「本当の姿」──。いま、人体のイメージを全く新しくする世界への扉が開かれようとしている。

Part 1
人体がここまで見えてきた！驚異の技術革新

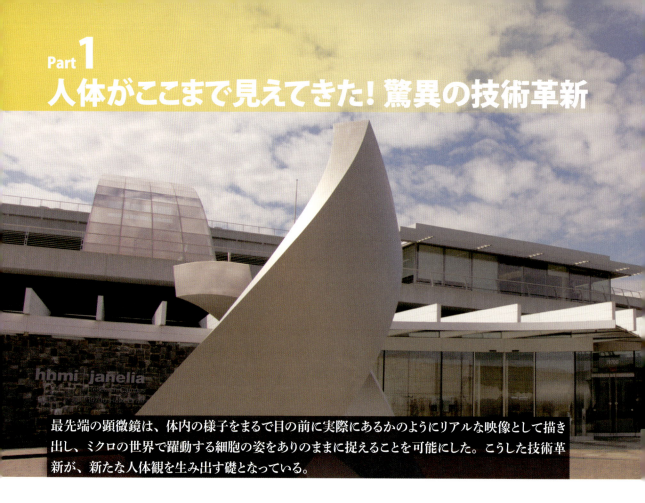

最先端の顕微鏡は、体内の様子をまるで目の前に実際にあるかのようにリアルな映像として描き出し、ミクロの世界で躍動する細胞の姿をありのままに捉えることを可能にした。こうした技術革新が、新たな人体観を生み出す礎となっている。

生体イメージング技術の進化

　顕微鏡技術の飛躍的な進歩は、生きた細胞を立体的に捉え、躍動的にうごめく姿を鮮やかに映し出すことを可能にした。かつては想像するしかなかった体の中の世界、誰も目にしたことのない細胞たちのドラマチックな姿を、ありありと映し出せるようになった。そして、その成果が、「ネットワークとしての人体」という新たな理解にたどり着く、原動力となってきた。最先端の顕微鏡技術とはどのようなものなのか――。

　生きている細胞や組織の中で、どの分子がいつ、どこで、何をしているかを観察する技術は、生体イメージングと呼ばれ、医療・医学や生物学の分野で欠かせないものとなっている。この技術のトップランナーとして世界をけん引する科学者の1人が、「超解像の蛍光顕微鏡の開発」によって2014年にノーベル化学賞を受賞した、アメリカ・ハワードヒューズ医学研究所のエリック・ベツィグ博士である。

　そのベツィグ博士が考案した新たな顕微鏡が「格子光シート顕微鏡」だ。この顕微鏡を用いると、「生きた細胞が躍動する姿を、ありのままに見ることができます」とベツィグ博士は語る。

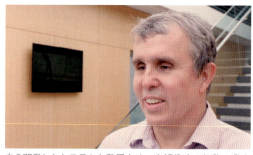

自ら開発したシステムを発展させ、高解像度で細胞の動きをリアルに観察できる顕微鏡システムを完成させたエリック・ベツィグ博士。

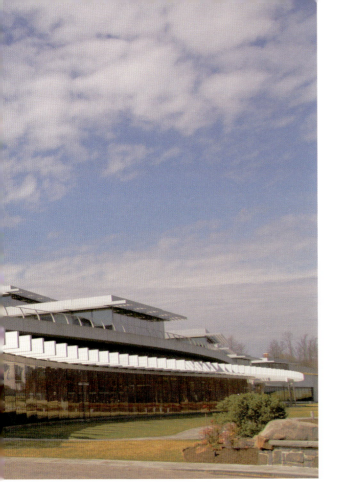

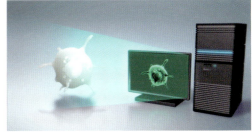

◀ハワードヒューズ医学研究所（アメリカ）。20世紀を代表する億万長者として知られるハワード・ヒューズが設立した医学・生物学研究のための財団で、アメリカを中心に世界中の優秀な研究者に対して、潤沢な研究費を出資している。

格子光シート顕微鏡では、ミクロの細胞を丸ごとスキャンし、1秒間に数百枚もの断面像を撮影する。それらの断面像をコンピューター上で再構築することで、細胞の中の構造まで立体的に観察できる。

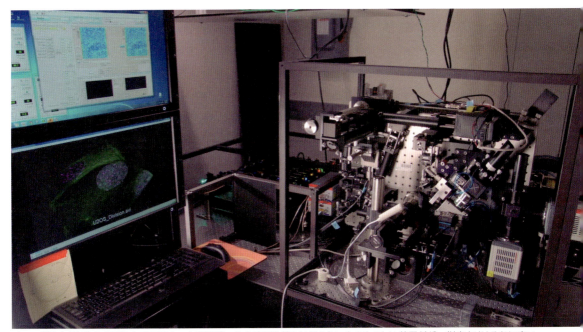

ベツィグ博士が新たに開発した格子光シート顕微鏡。およそ顕微鏡とは思えないものものしい装置だが、従来よりはるかに高い時空間分解能で細胞内の正確な4D情報が得られる。

ダイナミックに躍動する細胞

ベツィグ博士が考案した格子光シート顕微鏡では、極薄のシート状の光（格子光シート）を用いて、ミクロの細胞を丸ごとスキャンする。1秒間に数百枚というスピードで精密な断面像を撮影し、それをコンピューター上で重ね合わせて全体像を立体的に再構築する。3D情報が短い時間間隔でとれることから動画化が可能となり、かつてない高精度な4D生体イメージングが実現した。さらに従来の方法に比べ、生体に与えるストレスも非常に少ないため、細胞のありのままの姿を長時間にわたって観察し続けることができるのも大きな利点だ。

格子光シート顕微鏡は世界を驚かせた。その理由は、そこから得られる映像を見れば一目瞭然だ。

例えば、私たちの体を病原体などから守る免疫細胞は、従来の顕微鏡では平面的な映像としてしか捉えられていなかった。しかし、格子光シート顕微鏡を通して同じ免疫細胞を観察すると、全く異なった姿が映し出される。さまざまな形をした不定形の物体が、躍動的に動き回っているのだ。薄緑色の蛍光色でアメーバのように見える免疫細胞は、立体的な映像として捉えられ、うねうねと形を変えながら活発に動いている。これは、マクロファージと呼ばれる免疫細胞の一種で、主に体内に侵入してくる細胞やウイルスを捕食して除去する働きを担っている。こうした100分の1ミリメートルにも満たない細胞の生きた挙動を捉えた数々の映像は、世界中の研究者に大きなインパクトを与えた。

だが、驚くのはまだ早い。この免疫細胞をさらに拡大して見ると、その表面にあるトゲトゲとした構造までもが立体的に捉えられ、伸び縮みしながら動く様子が鮮明に確認できる。

ドラマチックな「戦う免疫細胞」

格子光シート顕微鏡では、立体的に再構築された細胞の姿を、好きな角度から、その中身までも透かして見ることが可能だ。

それにより得られた衝撃的な映像がある。免疫細胞が、がん細胞を攻撃しようと食らいつく瞬間だ。

映像では、がん細胞は青色に見えている。そして、免疫細胞の内部にはいくつもの赤い粒が見える。この赤い粒は、免疫細胞の持つ攻撃物質だ。このように、異なる蛍光色素を使うことで、それぞれの細胞や特定のたんぱく質などを異なる色で表すことができる。

がん細胞に食らいついた免疫細胞は、内部に抱えた攻撃物質をがん細胞に向けて発射する。その様子を、蛍光の緑と青、赤色に彩られた世界ではっきりと、しかも、さまざまに角度を変えて観察することができる。これまで誰も目にしたことのない、「戦う免疫細胞」のドラマチックな姿が、世界で初めて捉えられたのだ。

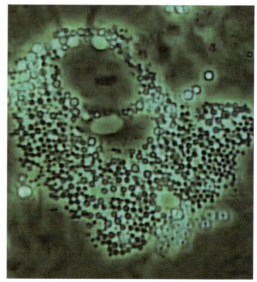

従来の顕微鏡で捉えた免疫細胞。

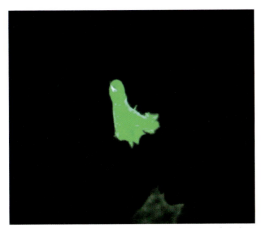

格子光シート顕微鏡で捉えた免疫細胞。実際の大きさは100分の1mmほど。

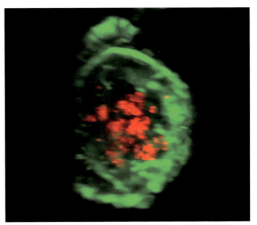

コンピューター上で立体的に再構築された免疫細胞は、好きな角度から、その中身までも透かして見ることが可能。

画像：University of Cambridge G.GRIFFITHS,Y.ASANO,A.RITTER（左右）

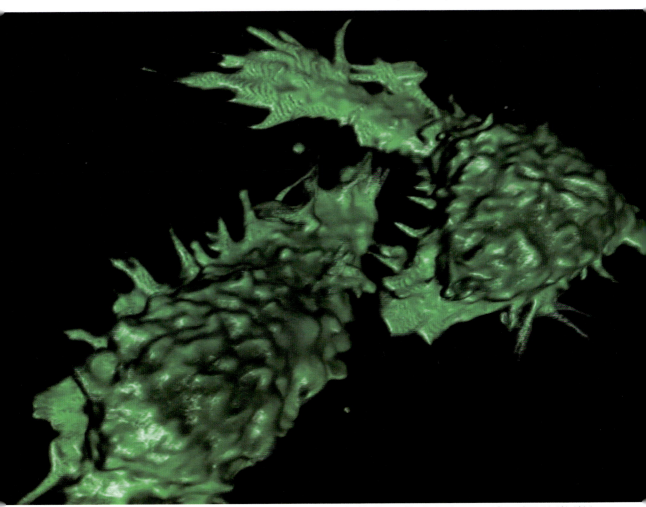

格子光シート顕微鏡で捉えた免疫細胞を拡大したもの。これは、免疫細胞の一種であるマクロファージで、表面のトゲトゲとした構造や、全体が細かに伸び縮みしながら動く様子が捉えられている。

画像：Stow lab,The University of Queensland's Institute for Molecular Bioscience

世界初 驚異の顕微鏡映像
がん細胞を攻撃する免疫細胞

画像：University of Cambridge G.GRIFFITHS, Y.ASANO, A.RITTER

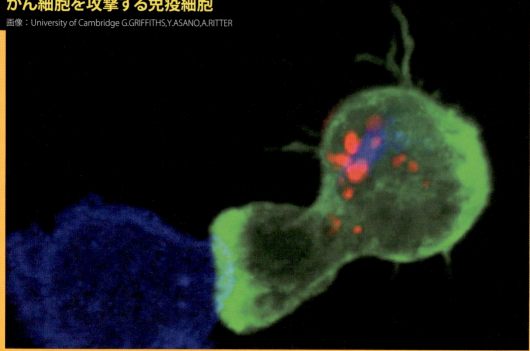

1. 免疫細胞が、青色に着色されたがん細胞を撃退しようと近づく。免疫細胞の内部に見える赤い粒は、がん細胞を攻撃する物質。

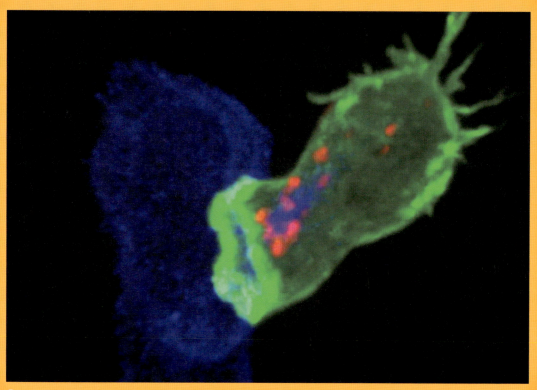

2. 大きな口を開けたように、がん細胞に食らいつく免疫細胞。攻撃物質をがん細胞に向けて発射している。

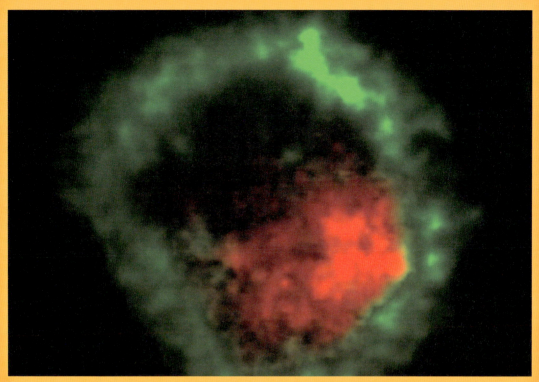
3. 攻撃物質をがん細胞に向けて発射した免疫細胞を別角度で捉えたもの。

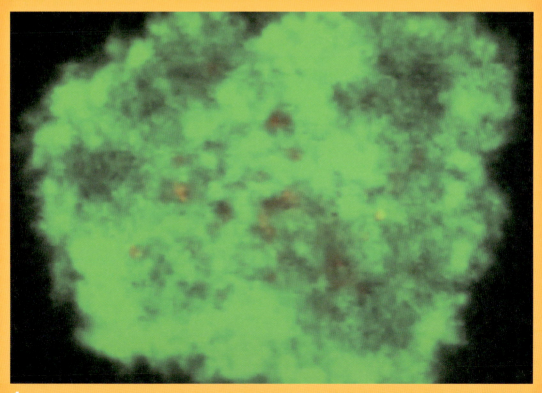
4. 爆発したかのように攻撃物質が弾け、がん細胞に送り込まれた。

8K顕微鏡による生体イメージング

生体イメージング技術の開発に取り組むのは海外だけではない。日本でも、体内の世界を高精細に映し出す、世界初の挑戦が始まっている。そのプロジェクトを進めるのは、自治医科大学分子病態治療研究センター分子病態研究部教授の西村智博士である。特別に開発した顕微鏡に、ハイビジョンの16倍も高精細な8Kカメラを取りつけ、生きた体の中を映し出そうというのだ。

8K顕微鏡のモニターに映し出されたのは、脂肪細胞の中を通る血管である。赤く見えているのは、血管の中を流れる血液だ。そして、血液の流れに乗って動く、無数の緑色の丸い球は免疫細胞である。

これは、先ほどのマクロファージとは異なる種類の免疫細胞で、敵を探すために常に血液の流れに乗って全身をパトロールしている。その様子が鮮やかに映し出されている。

生体イメージングに8Kカメラを使用することの意義は、観察できる視野の広さにある。

従来のカメラでは、小さな現象を高精細に撮影するために、顕微鏡の拡大の倍率を上げる必要があった。顕微鏡は倍率を上げれば上げるほど、視野が狭くなる。そのため、観察できるのは、ごく狭い範囲に限られていたのだ。ところが、8Kカメラを用いると、倍率を上げなくても鮮明な映像で記録できるため、これまでの16倍もの広い範囲を一度に見渡すことができる。

8Kカメラを使うことで得られた広い視野は、生体内で起きているリアルな現象の観察を可能にする。例えば、血管の中に「血栓」という血液の塊ができると、血管を詰まらせて心筋梗塞や脳梗塞などを引き起こすが、8K顕微鏡によって、血栓が血管を塞ぐまでの一部始終も撮影することができた。

血栓は、血液が固まりやすくなったり、血管壁の細胞が傷ついたり、血流の障害で血管内に血液が滞ったりすることで形成される。細い血管を観察していたとき、ある場所で発生した血栓が、血液に押し流され、移動を始めた。しばらくは血管の中をゆっくりと押し流されていた血栓だが、血管が狭まったところで詰まって動かなくなった。血管が血栓で塞がれたことで血流は止まり、それまで流れていた血管内の成分が、血栓の後方に滞留するのがはっきりと見て取れる。

「ごく一部分だけしか観察できなかった従来の顕微鏡だと、離れた場所でどういうことが起きているか、あるいは観察している部分と離れた場所との関係性などが見えてきません。体をあるがままに理解したいと思ったときには、広い視野でたくさんの情報を撮ることが必要になります」と西村博士は強調する。

細胞同士のネットワークや、臓器同士の関連性を分析するには、小さなのぞき穴から見るような、これまでの顕微鏡技術ではかなわない。広い視野で全体像を、しかもそれぞれの現象の始まりから終わりまでを長時間観察してこそ、生体をあるがままに見ることができる。

何かを予測して、それを見るためにピンポイントで顕微鏡を使うだけではなく、生命活動をそのまま眺めることで得られる事実を解析していく。そうした新たな手法が獲得できたとき、それに応じた医学、生物学もまた誕生してくるのではないか――。西村博士はこう指摘したうえで、次のように期待を込める。

「私たち研究者には、医療に役立てるために、生き物をあるがままに全部知りたいという欲求が当然のようにあります。8Kカメラを使った顕微鏡システムは、それに対する1つのブレイクスルーになると考えています」

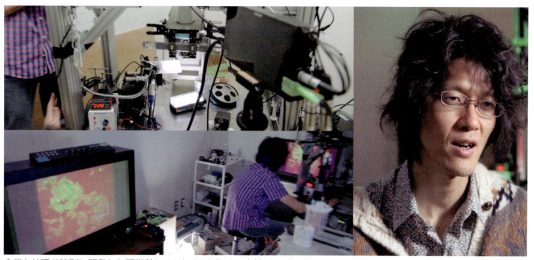

企業と共同で特別に開発した顕微鏡に8Kカメラを取りつけ(左上、左下)、
生体イメージングに挑む自治医科大学分子病態治療研究センター分子病態研究部教授の西村智博士(右)。

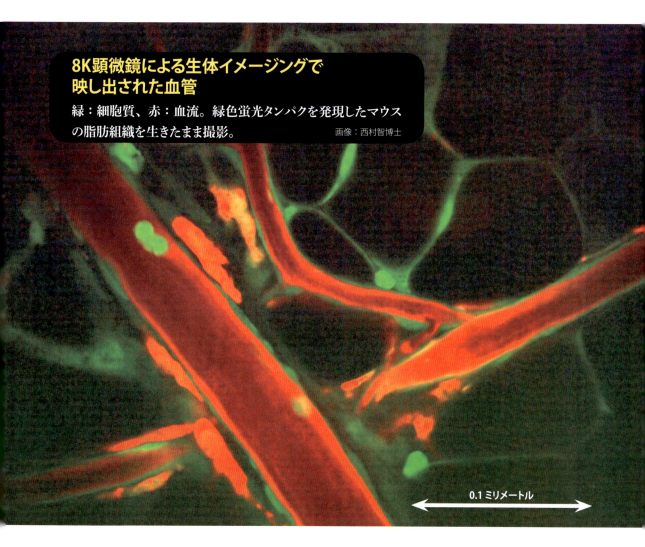

8K顕微鏡による生体イメージングで映し出された血管

緑：細胞質、赤：血流。緑色蛍光タンパクを発現したマウスの脂肪組織を生きたまま撮影。

画像：西村智博士

0.1ミリメートル

8K顕微鏡による生体イメージングで映し出された免疫細胞

8K顕微鏡による生体イメージングで、敵を探して血液中をパトロールする免疫細胞
（緑色の丸い球）の様子が鮮やかに映し出された。緑：細胞質、赤：血流。
緑色蛍光タンパクを発現したマウスの細静脈を撮影。

画像：西村智博士

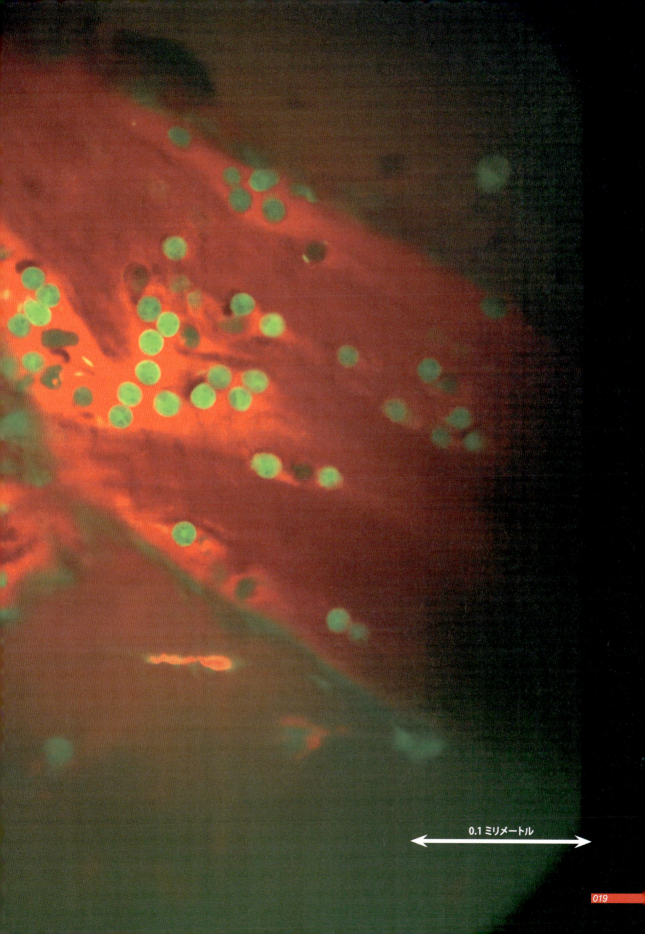

0.1 ミリメートル

血栓が血管で詰まる様子

緑：細胞質、赤：血流。生体内、腸血管の血栓を撮影。　画像：西村智博士

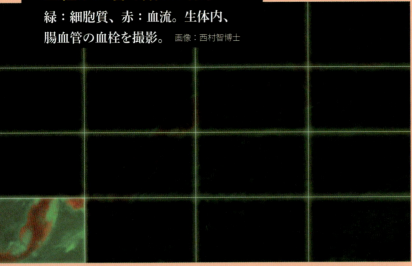

1.
従来の顕微鏡撮影の撮影範囲。視野が狭く、血液の流れの一部しか観察することができなかった。

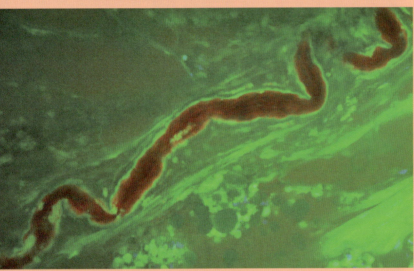

2.
8K顕微鏡を使用することで、従来の16倍もの広い範囲を高精細な映像で見られるようになった。

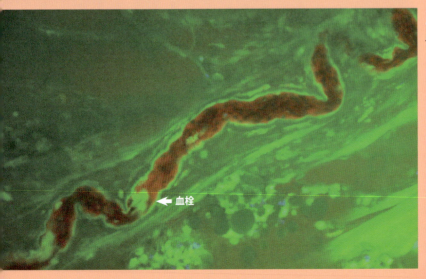

3.
血管の中に血栓が形成され始める。

← 血栓

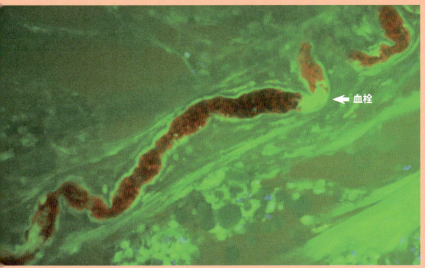

4.
血栓が、血液に押し流されていく。血栓の後ろの血流は、やや停滞気味となっている。

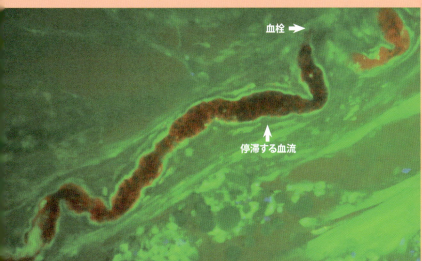

5.
大きくなった血栓が、血管の狭まったところで動かなくなる。

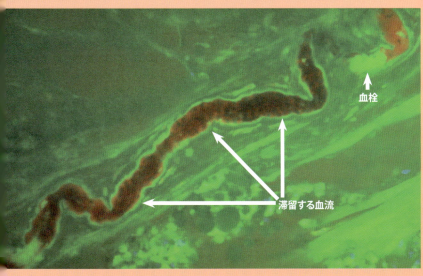

6.
血栓が血管を塞いで血流は止まり、血液内の成分が血栓の後ろに滞留する。

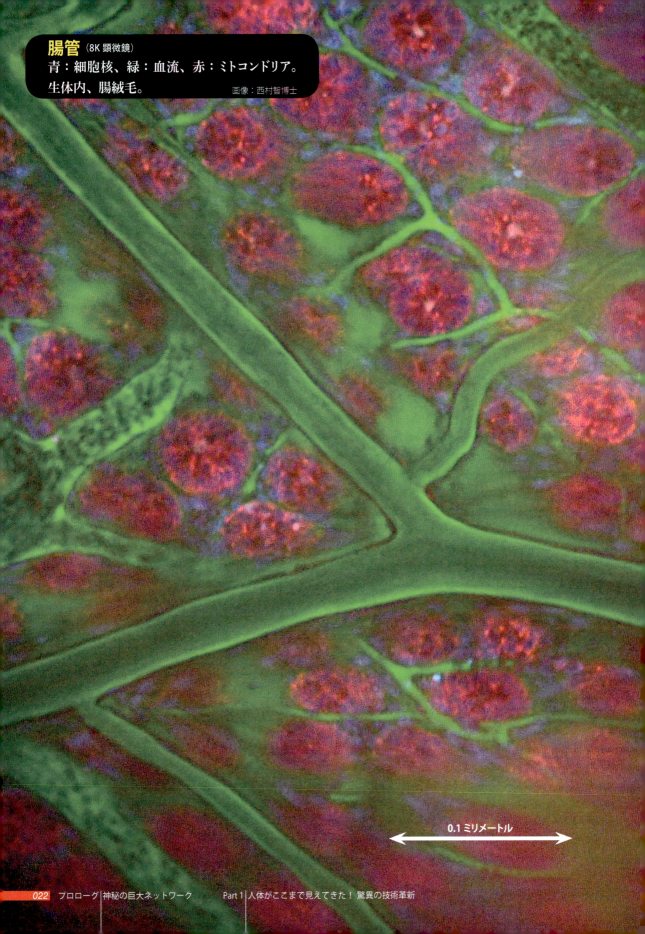

腸管（8K 顕微鏡）
青：細胞核、緑：血流、赤：ミトコンドリア。
生体内、腸絨毛。　　　　画像：西村智博士

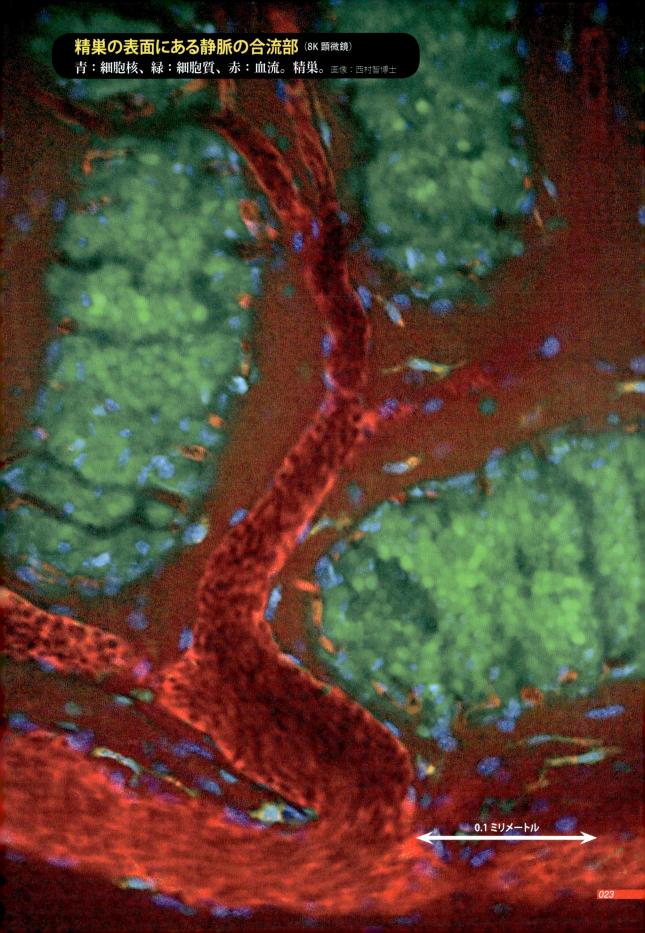

精巣の表面にある静脈の合流部 (8K 顕微鏡)
青：細胞核、緑：細胞質、赤：血流。精巣。　画像：西村智博士

0.1 ミリメートル

明らかになる細胞たちの会話

　こうした技術革新によって、「臓器同士の会話」の一端も捉えられた。ある臓器が別の臓器にメッセージを送る決定的瞬間である。全反射蛍光顕微鏡と呼ばれる特殊な顕微鏡と高感度カメラを用いて撮影に成功したのは、東京大学大学院総合文化研究科広域科学専攻生命環境科学系教授の坪井貴司博士だ。

　栄養を吸収する臓器である腸の中――。内側の壁には、絨毛という1ミリメートルほどの小さなヒダが密集している。腸の内部の表面積をできるだけ広くし、食物から多くの栄養を吸収するための構造だ。その絨毛の表面を覆っている小腸上皮細胞とともに存在する「小腸内分泌細胞」の内部を、全反射蛍光顕微鏡で観察した。すると、見えてきたのは幻想的な光景だった。細胞の中がキラキラと輝いている。まるで宇宙にちりばめられた星のようだ。

　やがて、生命活動を続ける細胞の中で、緑色に光る輝点から、周囲に光が広がる様子がはっきりと映し出された。細胞から、無数のミクロの物質が放出されているのだ。0.5秒という、わずかな時間に起こる、ミクロの世界の神秘的な現象である。腸の細胞から何度も放出される10万分の1ミリメートルほどの小さな物質は、消化管ホルモンの一種で、インクレチンと名づけられている。

　腸の細胞から放出されたインクレチンは、血液の流れに乗って全身に運ばれる。そして、他の臓器に腸からのメッセージを伝える、特別な作用をする。

　腸がインクレチンに託して他の臓器に伝えているメッセージ。その内容は、いうなれば「ごはんが来たぞー！」というものだ。食物が腸に届くと、腸はこのメッセージを発信する。それをすい臓が受け取ると、インスリンと呼ばれる物質を分泌する。インスリンは、血液中のブドウ糖（血糖）の濃度を調節する大切な役割を担っていて、私たちが生きていくために欠かせないものだ。インスリンの分泌量が低下すると、正常に血糖を下げることができなくなり、糖尿病の危険性が高まる。この大事なインスリンの分泌が、腸からのメッセージによって調節されているのだ。

　腸の細胞から放出されたインクレチンのメッセージを受け取る臓器は、すい臓だけではない。胃が受け取ると胃の内容物の排出速度を遅らせたり、脳が受け取ると食欲が抑えられたりするなど、複数の臓器に語りかけていることが分かっている。

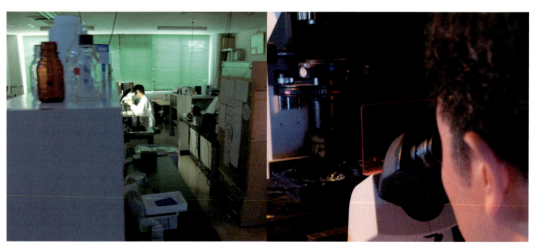

腸から発信されるミクロの物質が放出される瞬間を捉えることに成功した東京大学大学院総合文化研究科生命環境科学系の坪井貴司研究室。

画像：坪井貴司博士

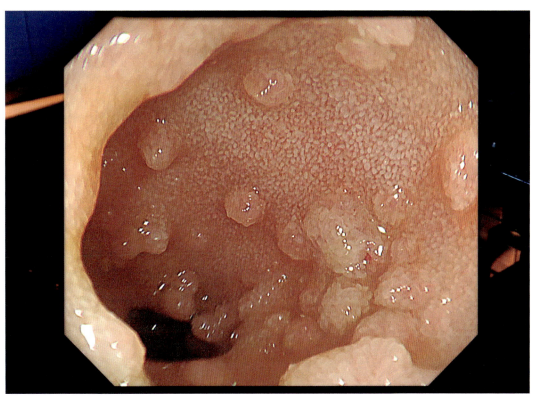
内視鏡で腸をのぞくと、その内側の壁には絨毛という1mmほどの小さな突起がヒダ状に密集しているのが分かる。

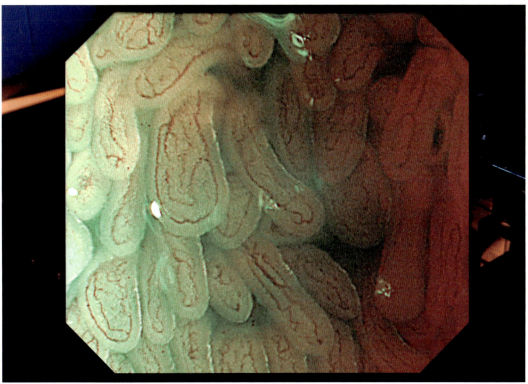
拡大した腸の絨毛。絨毛の中に見える赤い筋は血管である。　　　　画像：昭和大学横浜市北部病院 消化器センター（上下）

特殊な顕微鏡で映し出された腸の細胞

画像：坪井貴司博士

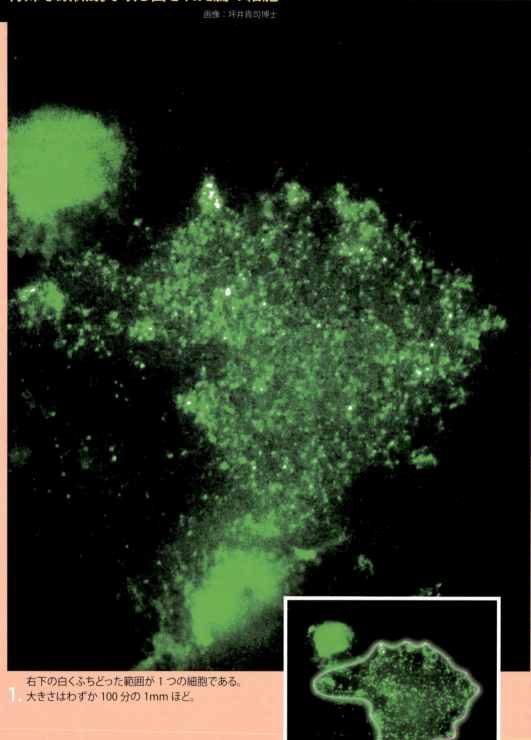

1. 右下の白くふちどった範囲が1つの細胞である。大きさはわずか100分の1mmほど。

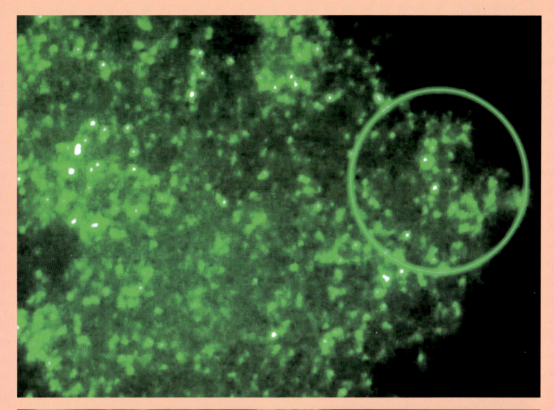
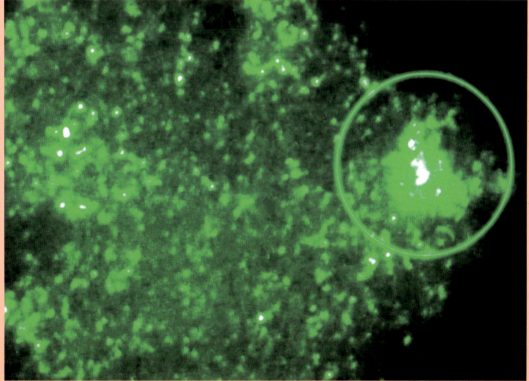

2〜3. 白く輝く点に注目して見ると（上）、ミクロの物質が放出された（下）。この10万分の1mmにも満たない小さな物質は消化管から分泌されるホルモンで、インクレチンと呼ばれている。

腸からのメッセージ (CG)

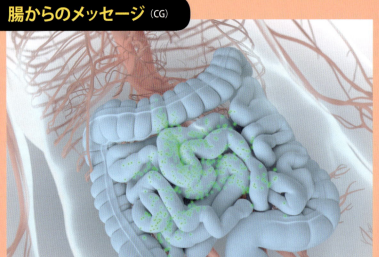

1.
腸の細胞から分泌された消化管ホルモン（以後「メッセージ物質」と呼ぶ）インクレチン。

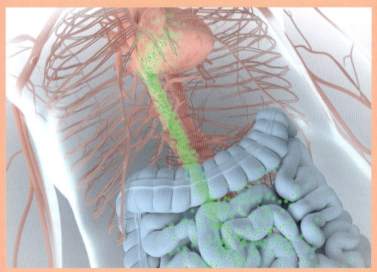

2.
インクレチンは血液の流れに乗って心臓に至る。

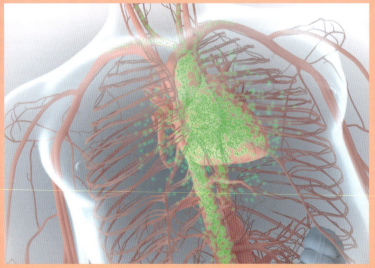

3.
心臓から送り出される血液によってインクレチンは全身に運ばれる。

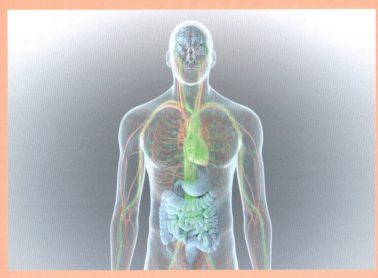

4.
全身を駆け巡るインクレチン。

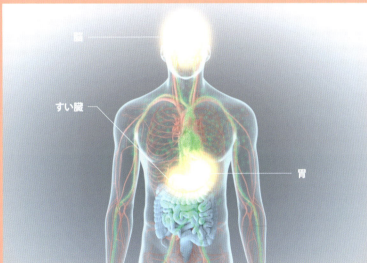

5.
インクレチンが脳、胃、すい臓に到達する。

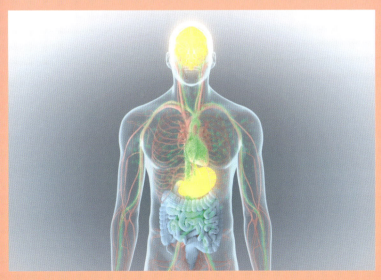

6.
インクレチンがすい臓に達するとインスリン分泌が促進される。また、胃の内容物の排出速度を遅らせたり、脳に作用して食欲を抑えるなど、生体内で大きな役割を果たしている。

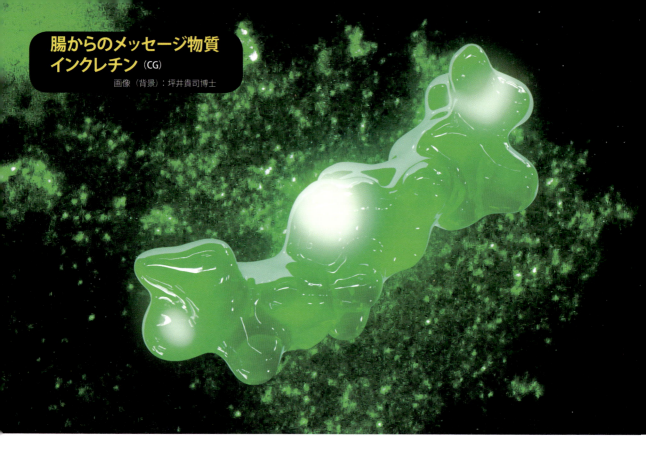

腸からのメッセージ物質
インクレチン（CG）
画像（背景）：坪井貴司博士

「臓器同士の会話」がもたらすもの

　腸の細胞が発するメッセージは、「臓器同士の会話」のほんの一例に過ぎない。いま、こうしたメッセージを伝える物質が、腸に限らず、全身のあらゆる臓器から放出されていることが明らかになってきた。

　体を支えているだけだと思われがちな、「骨」。血液を全身に巡らせるための通路というイメージが強い、「血管」。現代では"やっかいもの"として扱われている「脂肪」までもが、全身に向けたメッセージを発しているという。

　そうした、メッセージとなる物質には、古くから知られていた「ホルモン」や、その後に発見が相次いだ「サイトカイン」、さらに近年急速に研究が進む「マイクロRNA」など、非常にたくさんの種類がある。そこでNHKスペシャル「人体」では、これらの物質をまとめて「メッセージ物質」と呼ぶことにした。人体を「ネットワーク」として捉えるに至った背景には、多くの科学者たちによる、長年の研究の積み重ねがある。その全体像を俯瞰して見たいと考えたのだ。

　そして、メッセージ物質の役割が明らかになるにつれて、医療の世界に起きた大きな変革にも注目する。メッセージ物質を人工的につくって投与したり、逆に、その作用を抑えたりすることで、これまで治療が困難とされてきた病気にも希望の光が差し込むようになった。

　体の中で交わされる臓器たちの会話に、より一層耳を傾けることが重要になっている。メッセージ物質を理解することは、人体の神秘に迫ることであると同時に、病の克服という切実なテーマにも直結しているのだ。

顕微鏡の進化

2枚のレンズを使った現代の顕微鏡の祖となる最初の複式顕微鏡は、1590年代にオランダの眼鏡職人であったハンス・ヤンセンとその息子ツァハリアスが発明したとされている。対物レンズによって微小な物体の拡大された像をつくり、これを接眼レンズによってさらに拡大するという原理だ。太陽光や室内灯などの「人間が見ることが可能な光（可視光線）」をものに照射し、レンズで拡大して観察するため、光学顕微鏡と呼ばれている。

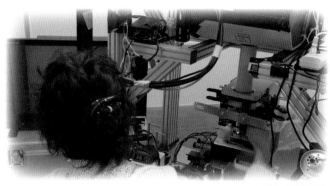

画像：西村智博士

1665年にイギリスの科学者ロバート・フックが、複式顕微鏡を使った観察の成果を「Micrographia（顕微鏡図譜）」として発表したことで、顕微鏡の価値は一気に高まった。その中でフックは、コルクの組織を観察した際に見出したハチの巣状の構造を、小部屋という意味の「cell（細胞）」と名づけている。その後、技術者たちは完璧なレンズをつくれば、無限に倍率を上げられ、より小さいものを見ることができると考え、光学顕微鏡の改良に取り組んだ。しかし、1870年代に光学顕微鏡には"分解能の限界"があることが分かった。これは、「ものが見える」という理屈に関係している。

ものが見えるということは、ものから出た光が目に入るということだ。例えば、目の前に鉛筆があるとする。鉛筆が見えるのは、鉛筆からの光が目に入るので見えるのである。もちろん、鉛筆自体は光っていないので、太陽光や蛍光灯などの光が鉛筆に当たって反射し、その反射した光が目に入ることで、鉛筆が見えるということになる。光学顕微鏡も太陽光や蛍光灯などの可視光線をものに照射し、レンズで拡大して観察する。しかし、光学顕微鏡を使って可視光線で人間が見ることができる範囲は、およそ400～800ナノメートル（1ナノメートル＝100万分の1ミリメートル）であり、理論的には400ナノメートルの半分、つまり200ナノメートル以下のサイズは、レンズの倍率をどれだけ上げて拡大してもぼやけて見えることが分かったのである。細胞は生体分子の集合体であり、個々の生体分子の大きさはおよそ数ナノメートル～十数ナノメートルであるため、光学顕微鏡ではつぶさに観察することができないのだ。

1931年に開発された電子顕微鏡は、可視光線の代わりに電子線を用いるため、理論的には0.1ナノメートルサイズのものを観察することが可能だ。実際、細胞の構造などは電子顕微鏡によって詳しく突き止められた。しかし、電子顕微鏡は細胞に高エネルギーの電子線を照射するので、生きたまま観察できないという弱点がある。そのため、光学顕微鏡を用いた技術もさらに発展し、可視光線の代わりにレーザー光線を用いるものなど、さまざまな顕微鏡が開発された。

医学・生物学分野における観察方法としては、特定の器官や物質に蛍光色素で染色する技術が発展。また、コンピューターを用いた画像処理が容易になり、顕微鏡による観察は「生体イメージング」へと進化していった。

そうした中、2014年のノーベル化学賞が、アメリカ・ハワードヒューズ医学研究所のエリック・ベツィグ博士、ドイツ・マックスプランク研究所のシュテファン・ヘル博士、アメリカ・スタンフォード大学のウィリアム・モーナー博士の3氏に贈られた。授賞理由は「超解像の蛍光顕微鏡の開発」である。3氏は蛍光分子の特性を巧みに操ることで、光学顕微鏡が持つ200ナノメートルの"分解能の限界"の壁を乗り越え、10ナノメートルサイズの観測を成功させた。

Part 2
心臓からのメッセージが
がん治療に革命をもたらす!

心臓に負担がかかったときに放出される「メッセージ物質」がある。ANPと呼ばれる、このメッセージ物質は、心不全の治療薬として広く利用されているが、近年、がんの転移・再発を抑える可能性が示されている。一体、これはどういう仕組みなのか──。いま、がん治療の全く新しいアプローチとして、世界の注目を集めている。

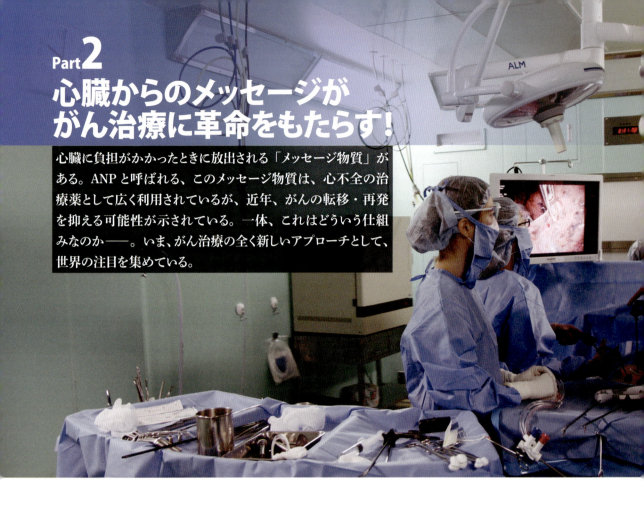

心臓が出すメッセージ物質 ANP

　全身のあらゆる臓器が放出する「メッセージ物質」。メッセージは、血管や神経を情報回路にして行き交い、他の臓器に受け取られる。すると、受け取った臓器はさまざまなリアクションを起こす。このように全身の臓器が直接情報を交わし合うことで、私たちの体は成り立っているという事実が明らかになってきた。この全く新しい人体の世界観への扉を開く先駆けとなったのは、寒川賢治博士(国立循環器病研究センター研究所担当理事)らの研究グループによる1つの大発見だった。

　かつて医学界では、脳などのごく限られた臓器だけがメッセージ物質を放出するというのが常識だった。それこそが、脳が体の司令塔と考えられていた所以でもある。こうした、古くから知られているメッセージ物質は、「ホルモン」と呼ばれることが多い。電子顕微鏡で脳の細胞を捉えると、細胞内に丸いカプセルのようなものがいくつも見える。これにはホルモンが入っている。(P36参照)。ところがあるとき、脳以外の思いもよらない臓器の細胞からも同じようなカプセルが発見された。それは、血液を送り出すポンプの役割を担う心臓だった。心臓は機械的に拍動を繰り返すだけのイメージが強く、心臓がホルモンを放出することは、当時の常識では考えられないことだった。果たして心臓にも本当にホルモンがあるのか? 寒川博士がカプセルを調べたところ、確かに脳が出すホルモンと同様のメッセージを伝える物質が入っていることが分かった。(P37参照)。

　ANPと名づけられた、この心臓が発するメッセージ物質の発見によって、それまで「ただの

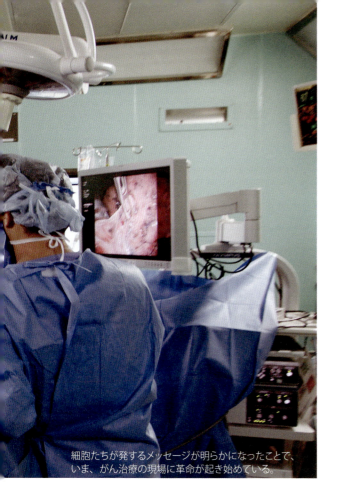
細胞たちが発するメッセージが明らかになったことで、いま、がん治療の現場に革命が起き始めている。

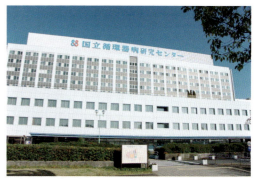
国立循環器病研究センター（大阪）。心臓病や脳卒中などの循環器病を対象とする高度専門医療研究施設で、国内はもちろん世界レベルで循環器医療をリードする。

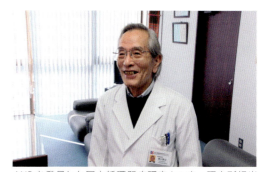
ANPを発見した国立循環器病研究センター研究所担当理事の寒川賢治博士。体の中を分子レベルで解析する研究の世界的な権威である。

ポンプ」と思われていた心臓も、他の臓器に向けてメッセージを出していることが分かったのだ。

そして、この発見を皮切りに、心臓だけでなく全身のあらゆる臓器や細胞が、メッセージ物質を放出していることが分かってきた。従来の人体の概念を根底から覆す事実だった。

心臓と腎臓が交わす会話

では、心臓は一体どのようなメッセージを発しているのだろうか。心臓のメッセージ物質であるANPが、体の中でどのような働きをするのか見てみよう。何らかの原因で血圧が上昇し、心臓に大きな負担がかかると、心臓の細胞はメッセージ物質であるANPを大量に放出する。これは、「疲れた、しんどい」という、いわば心臓のつぶやきだ。心臓の細胞から血液中に放出されたANPは、心臓が押し出す血液の流れに乗り、血管を通じて全身に運ばれていく。

全身を巡る心臓からのメッセージを受け取る臓器の1つが、尿をつくる腎臓だ。腎臓の細胞の表面には、ANPを受け取り、そのメッセージを細胞の中に伝えるための装置がある。受容体と呼ばれるこの装置は、ANPがピタリとはまり込む形になっており、違う構造を持つ物質ははまることができない。つまり、メッセージ物質と受容体は、ちょうど鍵と鍵穴のように対になっている。それぞれの臓器の細胞は、受け取るべきメッセージ物質の受容体を細胞表面に持っているため、送られてくる膨大なメッセージ物質の中から、必要なメッセージだけを受け取るという仕組みだ。

血液の中から不要な物質や過剰な水分を取り出して尿をつくり、それを膀胱へと送る役割を担っている腎臓は、心臓からの「疲れた、しん

血液のポンプ 心臓 (CG)

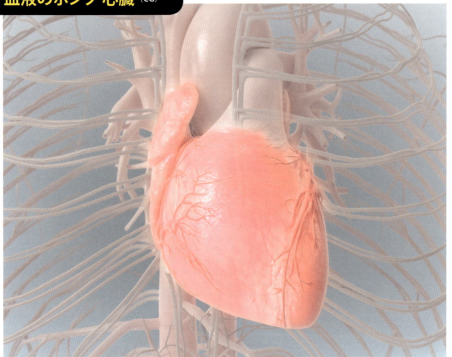
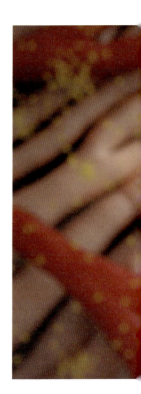

血液を全身に送るためのポンプである心臓。この心臓からもメッセージ物質が放出されていることを、寒川博士が明らかにした。

どい」というメッセージを受け取ると、疲れた心臓を助けようと、「尿の量を増やす」というリアクションを起こす。腎臓が尿を多くつくれば、それだけ血管内の水分が体外へと排出されることになる。そうして血液の量を減らすことで血圧を下げ、ポンプである心臓の負担を軽くする。

実は、ANP は Atrial Natriuretic Peptide の略で、これは日本語では「心房性ナトリウム利尿ペプチド」と訳される。利尿、すなわち尿の量を増やすという働きが、ANP という名前の由来になっている。

ただし、ANP を受け取る臓器は腎臓だけではない。血管の細胞にも ANP の受容体があり、心臓からのメッセージを受け取っている。ANP を受け取った血管は、疲れた心臓を助けるために、「血管を広げる」という腎臓とは異なるリアクションを起こす。血管を拡張して血液の通り道を広くすることで血圧を下げ、心臓の負担を減らそうとするのだ。

ANP は、これら 2 つの作用（尿量の増加と血管の拡張）によって心臓の負担を軽減することから、人工的に ANP をつくって薬として利用されるようになった。1995 年に日本で心不全の治療薬として承認されて以来、これまで広く心不全患者に使用されてきている。

心臓と腎臓、そして血管が、脳を介することなく、ANP を通じて直接会話をしながら助け合う。この「臓器同士の会話」を理解したことで新たな心不全治療薬が生まれ、命を守る救急医療の現場でいまも活躍しているのだ。

ANP ががんの転移・再発を抑える!?

近年、ANP にさらなる働きがあることが判明した。それが意外にも、がん治療の世界に革命をもたらしつつある。

がん手術の際に ANP を投与することで、手術後に起こりやすいがんの転移・再発が大幅に抑えられることが明らかになってきたのだ。心

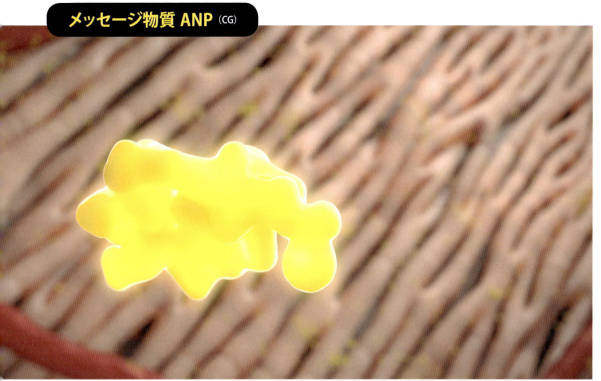

メッセージ物質 ANP (CG)

心臓のメッセージ物質 ANP。アミノ酸がつながってできるペプチドの一種で、ANP は 28 個のアミノ酸が連なって構成される。人に投与すると、尿量増加や血管拡張などの作用で血圧を下げ、心臓の負担を軽くするため、心不全の治療に使われている。

臓の治療薬ががんの転移・再発を防ぐとは、一体どういうことなのか——。

　この事実を突き止め、がん治療の新薬として ANP の臨床研究に取り組んでいるのは、国立循環器病研究センター研究所生化学部ペプチド創薬研究室長の野尻崇博士である。野尻博士は、ANP の新たな作用に気づいたきっかけを、次のように話す。

　「心臓外科医として勤務していたとき、心臓の負担を軽くする目的で、ANP を当たり前のように使っていました。その後、呼吸器の病院に異動し、肺がんの手術を担当するようになりましたが、その際、心臓に負担がかかるので ANP を使ってみようと思いついたのです」

　肺がんの手術後に患者が不整脈を起こすことがあるが、それは肺が切除され小さくなることで心臓に負担がかかるのが一因とされる。そこで、野尻博士は、心臓への負担を減らす目的で、肺がん手術の際に ANP を投与してみたところ、術後の不整脈を減らすことに成功した。心不全治療薬である ANP を肺がん患者に投与するという発想は、心臓と肺、2 つの領域を手掛けた医師だからこそ生まれたものだ。

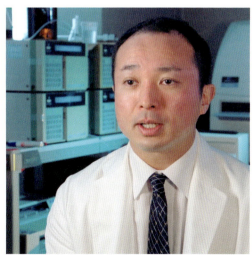

ANP によるがん転移・再発の抑制効果を突き止めた、国立循環器病研究センター研究所生化学部ペプチド創薬研究室長の野尻崇博士。

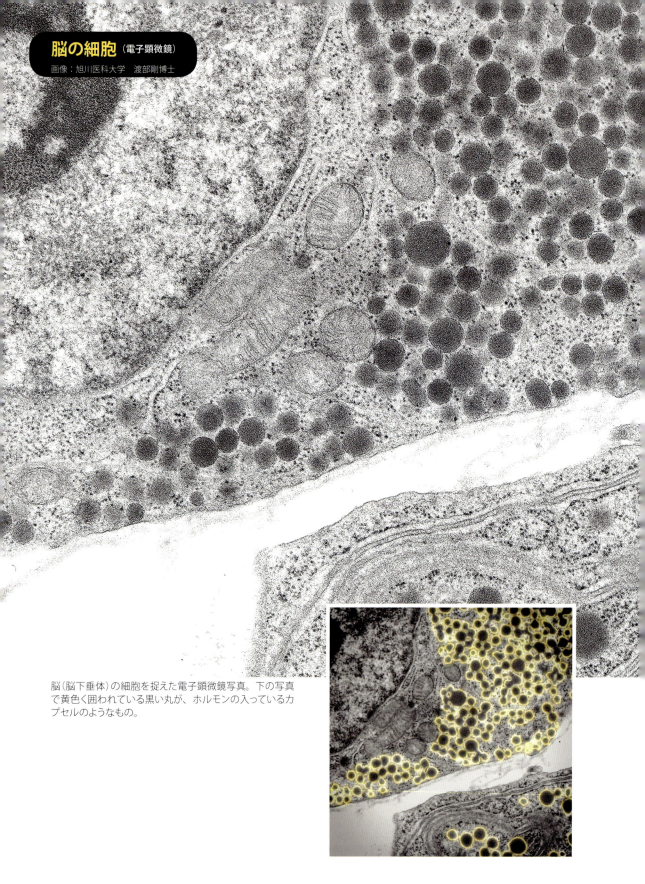

脳の細胞（電子顕微鏡）

画像：旭川医科大学　渡部剛博士

脳（脳下垂体）の細胞を捉えた電子顕微鏡写真。下の写真で黄色く囲われている黒い丸が、ホルモンの入っているカプセルのようなもの。

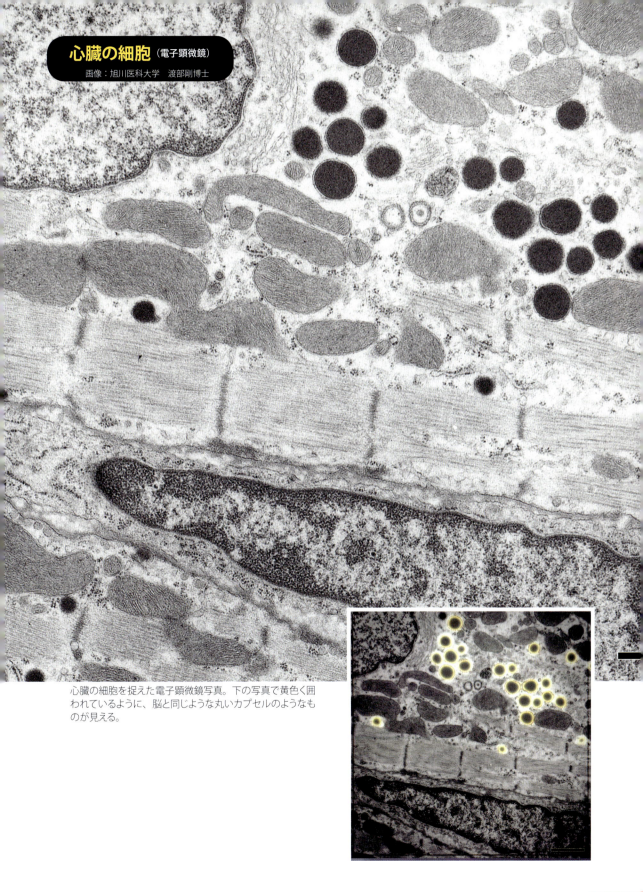

心臓の細胞（電子顕微鏡）
画像：旭川医科大学　渡部剛博士

心臓の細胞を捉えた電子顕微鏡写真。下の写真で黄色く囲われているように、脳と同じような丸いカプセルのようなものが見える。

心臓から腎臓へのメッセージ 1（CG）

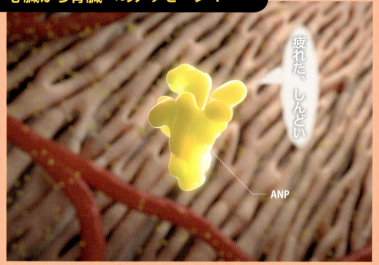

1.
何らかの原因で心臓に大きな負担がかかると、心臓の細胞からメッセージ物質であるANPが大量に放出される。ANPは「疲れた、しんどい」という、心臓のつぶやきだ。

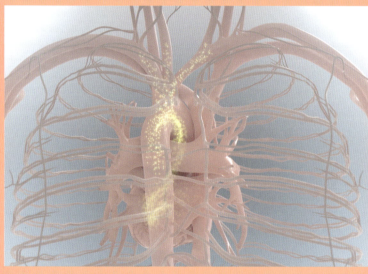

2.
心臓から放出されたANPは、血液の流れに乗って運ばれていく。

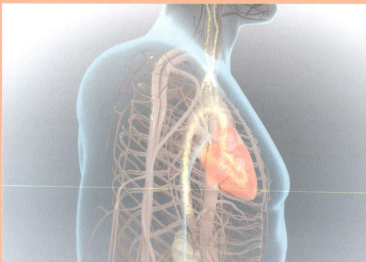

3.
血管を通って全身に運ばれるANP。

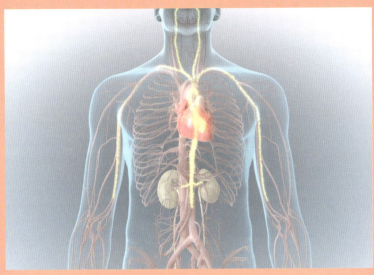

4.
心臓からのメッセージは、全身の臓器に向けて発信される。

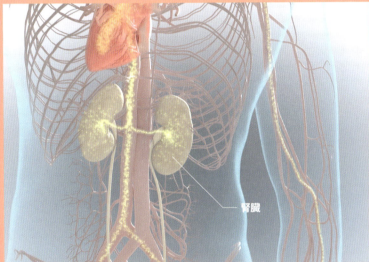

5.
腎臓に、心臓からのメッセージが届いた。

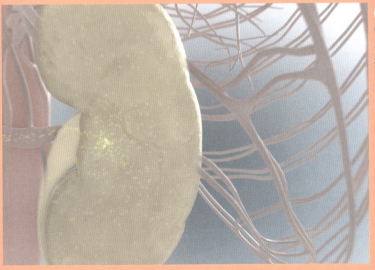

6.
腎臓の役割は尿をつくること。心臓からのメッセージを受け取った腎臓は、疲れた心臓を助けるためのリアクションを起こす。

心臓から腎臓へのメッセージ 2 (CG)

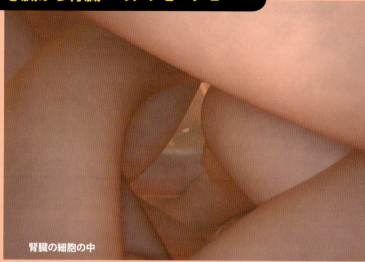

腎臓の細胞の中

7.
血液の流れに乗って腎臓に到達した ANP は、腎臓の細胞へと近づいていく。

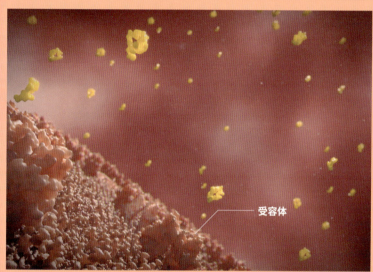

受容体

8.
腎臓の細胞表面には、ANP をキャッチするための装置である受容体が並んでいる。

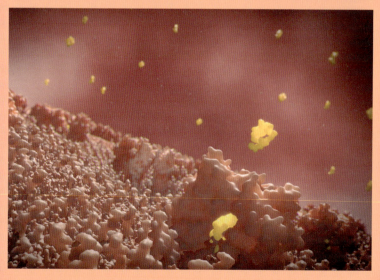

9.
受容体が ANP をキャッチする。

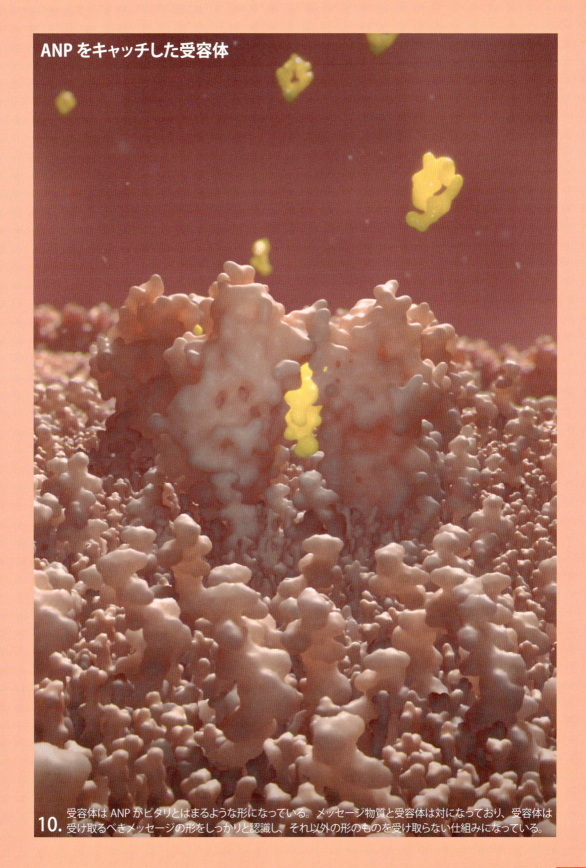

ANPをキャッチした受容体

10. 受容体はANPがピタリとはまるような形になっている。メッセージ物質と受容体は対になっており、受容体は受け取るべきメッセージの形をしっかりと認識し、それ以外の形のものを受け取らない仕組みになっている。

心臓から腎臓へのメッセージ 3 (CG)

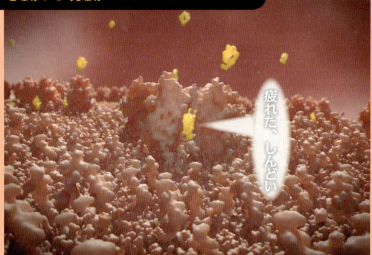

11.
ANPをキャッチした受容体は、心臓からのメッセージを細胞の中に伝える。

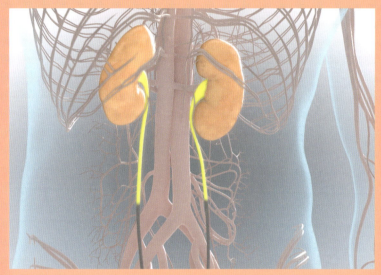

12.
疲れた心臓を助けるために腎臓が起こすリアクションは、尿の量を増やすこと。腎臓でつくられた尿が膀胱へと送られていく。

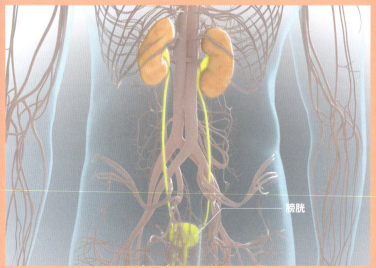

13.
尿を増やし、体の水分を外に出して血液の量を減らすことで血圧が下がり、ポンプである心臓が楽になる。

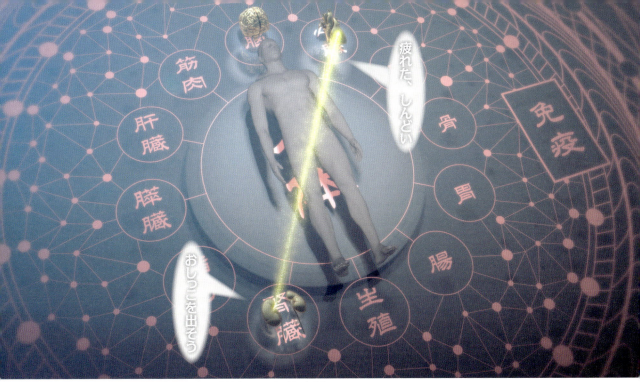

心臓と腎臓は、脳を介することなく直接会話をしながら助け合っている。

しかし、さらに驚きの事実が判明したのは、その数年後になってからだった。患者を追跡調査するうちに、想像もしていなかった結果が現れた。通常の手術のみを行った場合、2年後にがんが再発しなかった人の割合は67％にとどまったが、手術の際にANPを投与していた場合、2年後も再発なく元気に過ごしていた人が91％もいたのだ。

この差は、術後の時間経過とともにより顕著になり、やがては看過することのできない事実となっていった。

心臓と血管が交わす会話

ANPの投与により得られる、劇的ながんの転移・再発抑制効果。これもまた、心臓からのメッセージ物質ANPが、ある臓器に対して作用した結果だという。

その臓器とは、全身の血管。ANPというメッセージを受け取った血管は、「血管を広げる」というリアクションだけでなく、「血管の内側をきれいにする」というリアクションも起こしていること

が分かってきた。一体どうして、血管はそんなリアクションをするのか？ そして、血管の内側をきれいにすることが、なぜ、がんの転移・再発予防につながるのか？

実は、血管の内壁は、さまざまな原因でところどころ傷つき、ささくれだっていることがある。こうした場所には、血管を流れる赤血球や白血球、血小板などの成分がくっつきやすく、血流が滞って心臓に負担をかける原因となる。そこで登場するのがANPである。ANPを受け取った血管は、内壁の傷やささくれを速やかに修復する。つまり、「血管をきれいにする」というリアクションも、心臓を助けるための行動の1つと考えられるのだ。そして、この血管のリアクションが、がんの転移・再発予防につながっていた。

がんの手術では、体の中からがん細胞を1つ残らず取り除くことを目指す。しかし、どれほど慎重を期しても、手術の影響でわずかにがん細胞が血管に流れてしまい、血流に乗って全身に運ばれていく。ただし、通常はこれらのがん細胞は免疫の働きによって数日で死滅してしまう

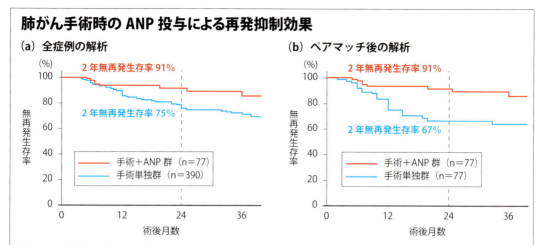

肺がん手術時のANP投与による再発抑制効果

グラフは、手術後にがんの再発がなく過ごしている人の割合を示している。手術後の時間経過とともに再発が起こるため、ラインは右肩下がりになっていく。
(a) 手術のみを行った390人のうち、2年後もがんの再発がない人の割合は75%（青線）だが、手術の際にANPを投与した77人では、2年後も91%の人が再発なく過ごしていた（赤線）。
(b) aの試験から、ペアマッチ*により抽出した77人で比較したところ、手術のみを行った77人では2年後に再発のない人の割合が67%に下がり、その差はさらに顕著となった。
＊ペアマッチ：2群のうち、背景因子が同じ患者で比較した解析。この臨床試験の場合、手術のみを行った390人の中から、手術の際にANPを投与した77人と年齢や性別、がんの進行度などをマッチングさせた77人を抽出して比較した。

Nojiri T, et al: Proc Natl Acad Sci USA. 2015; 112: 4086-4091

ため、問題となることは少ない。

ところが、手術というストレスが加わった血管内部では炎症反応が起きて、傷ついていることがある。

こうした血管内の傷ついた場所からがん細胞が入り込みやすくなり、その結果として、がんの転移・再発が起きてしまうことがあるのだ。このとき、外からANPを補充することで、がん細胞の侵入を許さない、きれいな血管に修復することができる。がん細胞が侵入するすき間がなくなり、がんの転移・再発が起こりにくくなるというわけだ。

この血管の修復を促すANPの作用こそが、がんの転移・再発を抑えるメカニズムだと考えられる。

世界初の治療戦略

心臓が全身の臓器に向けてメッセージを発信

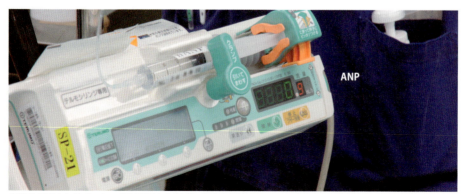

心臓から出されるメッセージ物質であるANP。新たに明らかになってきた作用が世界中の注目を集めている。

しているという、寒川博士らの発見から始まり、それがいまや、画期的ながんの治療法を生み出しつつある。心臓と血管で秘かに交されている会話を生かすという、全く新しい治療戦略だ。

従来のがん治療は、抗がん剤などに代表されるように、体の中のがん細胞をいかにして叩くかに主眼が置かれていた。

ところが、ANPを投与して血管を守り、がんの転移・再発を抑えるというアイデアは、攻撃ではなく、防御に積極的に取り組むという、全く別のアプローチで、従来の方法と併用することでより大きな効果が期待できる。肺がんに限らず、多くのがんに効果をもたらす可能性があるといわれている。また、ANPはこれまで多くの心不全患者に使用されているが、重篤な副作用は知られていない。もともと体内に備わっているものなので、安全性の高い治療戦略となることが期待されている。

現在、ANPによるがん治療は、実用化に向け、国内で新たな臨床試験が始まっている。"血管の保護作用を応用して、がんの転移を防ぐ"というタイプの薬の臨床試験は、過去に前例がなく、世界初の試みだ。

ANPの存在を世界で初めて証明した寒川博士は、「当時は何か大きな発見をしたという実感はありませんでした。その後の展開の大きさで、発見の意義と重要性が理解されていきました」と述べ、こう続ける。「生体内のあらゆるところにある未知の物質を明らかにして、いろいろな病気の治療につながれば、科学をやっている人間として、一番うれしいことです」

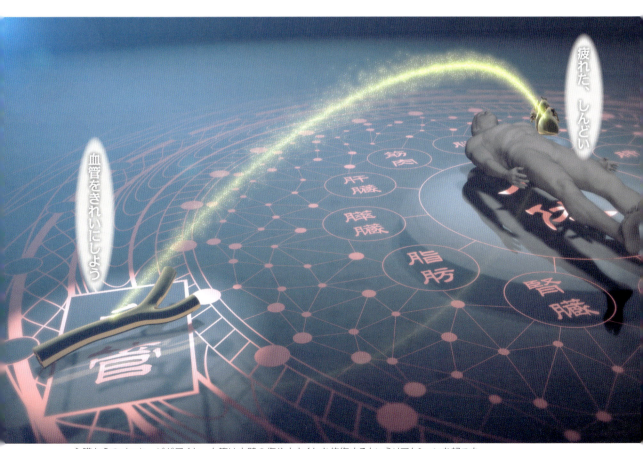

心臓からのメッセージが届くと、血管は内壁の傷やささくれを修復するというリアクションを起こす。

がんの転移とANPによる抑制 1 (CG)

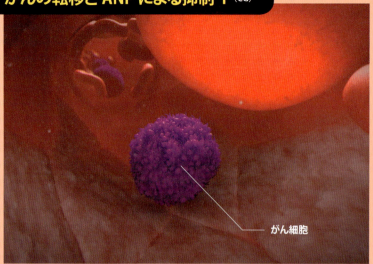

1.
血管の中を流れるがん細胞。通常は、免疫細胞の働きで数日のうちに死んでしまう。

がん細胞

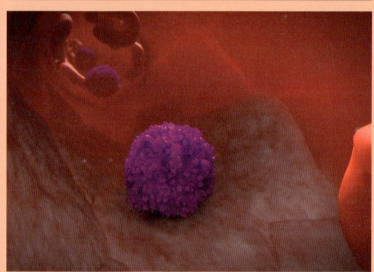

2.
しかし、血管に傷ついた場所があると、がん細胞が入り込みやすくなる。

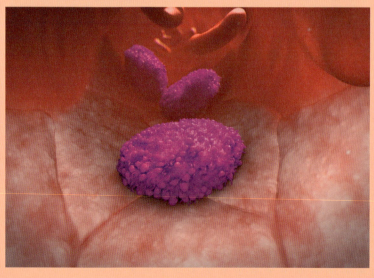

3.
がん細胞が血管の傷ついた場所に取りつく。

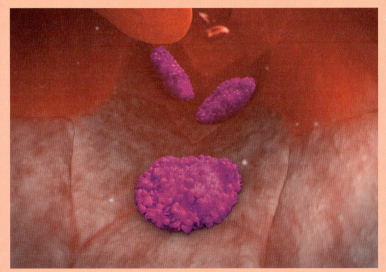

4.
がん細胞は、血管の傷ついた場所から徐々に入り込んでいく。

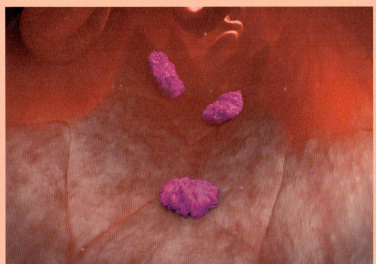

5.
血管内から外に出て他の組織に転移しようとするがん細胞。

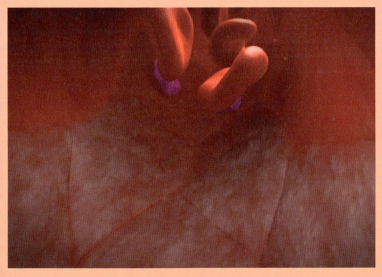

6.
がん細胞は血管外に出て、他の組織への転移を果たす。

がんの転移と ANP による抑制 2 (CG)

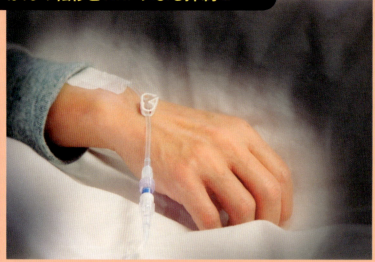

7. がんの手術の際、ANP を投与すると──。

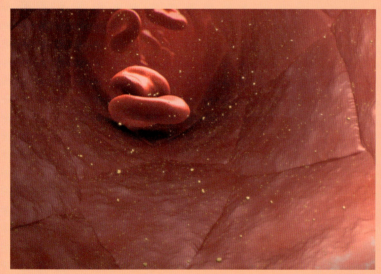

8. 血管は心臓からのメッセージを受け取り、傷ついた壁を速やかに修復する。

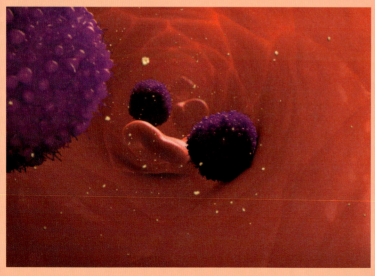

9. がん細胞が侵入する隙がなくなり、がんの転移が抑えられる。

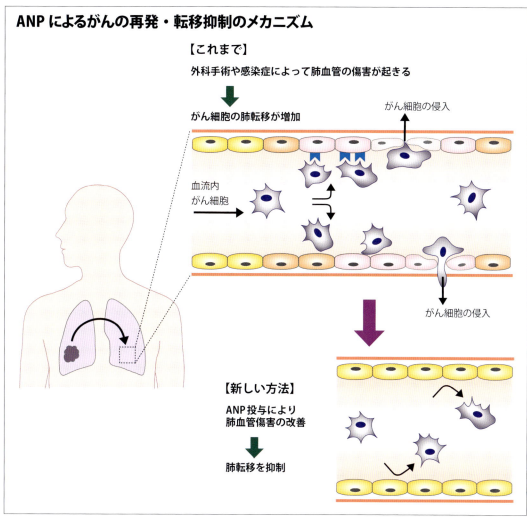

血管＝情報回路

　現在、「臓器同士の会話」を担う多くのメッセージ物質が明らかになっている。それらのメッセージ物質を全身に送り届けているのは血管だ。メッセージ物質の発見は、血管に対する見方にも大きな変化を及ぼした。

　直径が2〜3センチメートルもある大動脈から、髪の毛よりも細い毛細血管まで、全身に網の目のように張り巡らされた血管は、すべてを1本につなげると、その全長は10万キロメートルにもなるといわれている。つまり、人の体の中には、地球を2周半する長さの血管が収まっているのだ。

　これだけの血管がくまなく全身を巡り、隅々の細胞までを1つに結びつけているからこそ、体中の細胞は会話を交わすことができる。血管は、さまざまな物資を運ぶための輸送路であると同時に、細胞たちの膨大なメッセージを伝える、複雑な情報回路でもあったのだ。

　そして、血管を駆け巡る新たなメッセージ物質を発見しようと、世界中の研究者がいまも探索を続けている。

傷んだ血管の内壁

がん細胞はこうした傷ついた場所に入り込み、血管外
に出て、他の細胞に転移する。

画像：野尻崇博士

ANP を受け取って正常に保たれた血管の内壁

表面が滑らかで、がん細胞は入り込めない。　　　画像：野尻崇博士

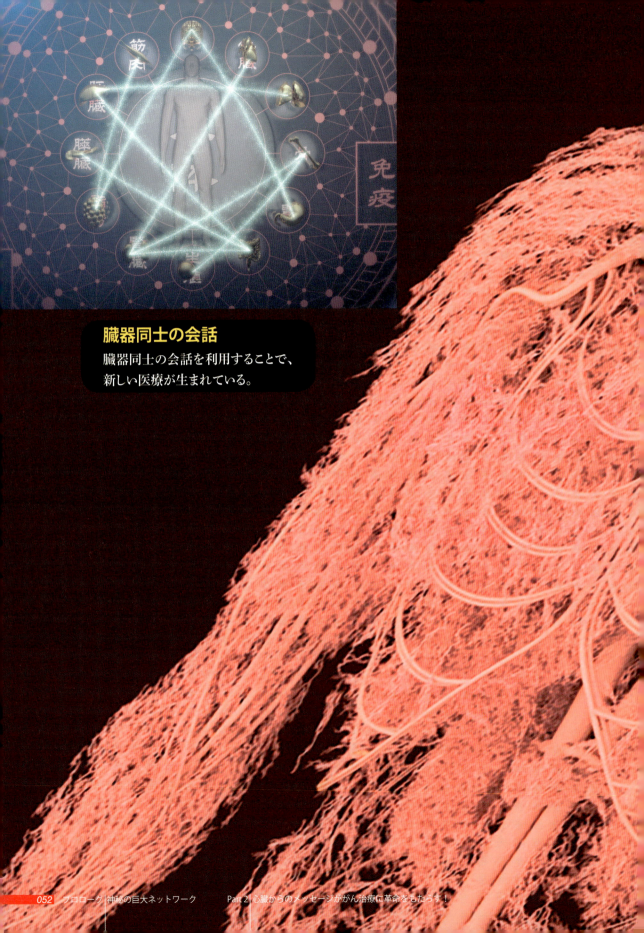

臓器同士の会話
臓器同士の会話を利用することで、新しい医療が生まれている。

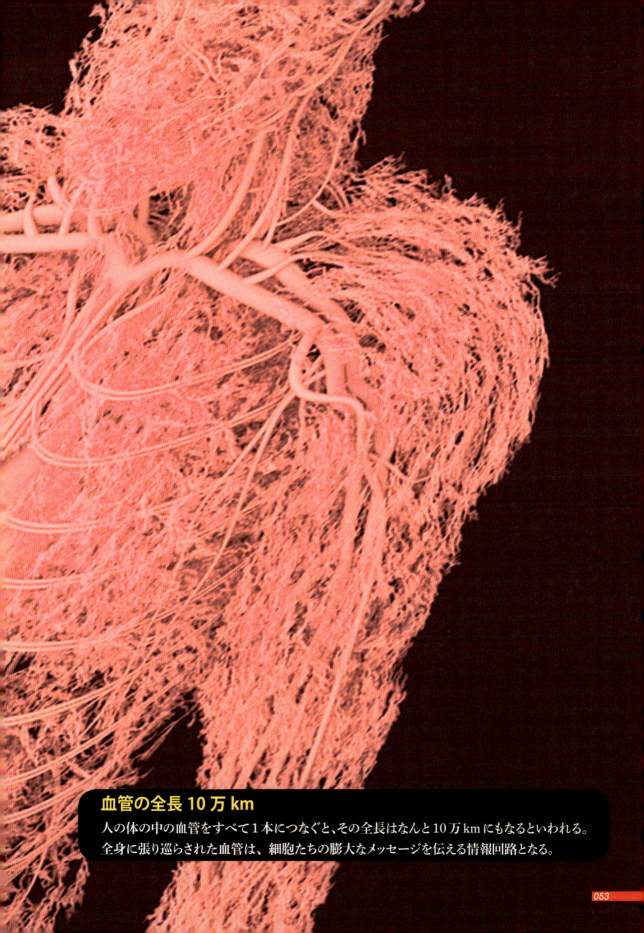

血管の全長 10 万 km
人の体の中の血管をすべて1本につなぐと、その全長はなんと10万kmにもなるといわれる。全身に張り巡らされた血管は、細胞たちの膨大なメッセージを伝える情報回路となる。

ANP、発見と進化の物語

心臓から初めて発見されたメッセージ物質 ANP は、心不全の治療薬として開発され、さらにいま、世界初のがん転移抑制薬に進化しようとしている。そこには、基礎研究と臨床研究が紡ぎ合う物語があった。

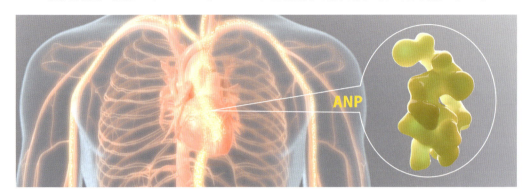

わずか1か月で偉業を達成

医学研究は、「基礎」と「臨床」に大きく分けることができる。基礎研究は、主に動物や細胞を用いた実験や研究により、病気が起こる原因やメカニズムなどを解明する。一方、臨床研究は、患者の治療を通じて病気の予防・診断・治療方法などを検証し、どのようにして病気を治すかを考える。

ANP（心房性ナトリウム利尿ペプチド）を発見した寒川賢治博士は、生化学者として長年、ペプチドと呼ばれる物質の基礎研究で世界をけん引してきた。ペプチドとは、複数のアミノ酸が連なった構造を持つ物質の総称で、その中には、メッセージ物質として働くものが多く含まれている。寒川博士は、特に脳内に微量に存在するペプチドの研究を専門とし、新しいペプチドをいくつも発見していた。

脳を専門としていた寒川博士がなぜ、心臓からANPを発見するに至ったのか──。

寒川博士は当時のことを、「その時代は脳機能の研究が進んでいなかったため、苦労をして新しいペプチドを発見しても、脳とどのように関係しているのかが示されず、具体的な成果につながりませんでした」と語る。

その頃、アメリカの研究グループによって「心臓から体液量を調節する物質が分泌されている可能性がある」という内容の論文が発表された。1983年のことだ。心臓に何らかの新しい物質が存在するらしいことは以前から知られていたが、筋肉でできている心臓からメッセージ物質が分泌されているはずはないという固定観念もあり、長らく研究は進展していなかった。そうした中、論文を読んで興味を感じた寒川博士は、脳の探索から心臓へと方向転換することになる。

世界中の研究者がその未知の物質を特定しようとしのぎを削っていたが、そのほとんどはラットの心臓を素材としていた。しかし、寒川博士は病理解剖から心臓の一部を研究材料として提供してもらい、人の心臓からの探索を試みた。

こうした研究には、地道な作業を要する工程が数多くあり、成果を上げるまでに膨大な時間が費やされる場合も少なくない。

ところが、寒川博士と共同研究者である松尾壽之博士は、1983年7月から研究を開始し、わずか1か月ほどで心臓からANPを抽出・精製し、その構造まで突き止めた（論文発表は1984年）。

ごく短期間で成果が得られた理由を、寒川博士は「ラットの心臓に比べて、病気の人の心臓のほうがANPの量が非常に多かったのです。人の心臓を使ったことで私たちに幸運がもたらされたといえます」と話す。しかし、もちろん運に恵まれたからだけではない。寒川博士らが、それまで脳内のごく微量なペプチドを抽出・精製するための技術を磨いて蓄積していたからこそ、成し遂げられた成果といえよう。

実際、いくつもの新しい脳内ペプチドを発見した寒川博士は、そのための手法も数多く考案し、確立させている。ペプチドが酵素によって分解されるのを防ぐための熱処理法や、種々雑多なペプ

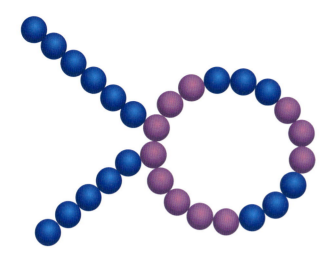

ANPの構造

28個のアミノ酸から構成されるペプチドの一種で、主に心房で合成して細胞内に貯蔵され、必要に応じて血液中に分泌されるホルモン。腎臓に作用して利尿を促進すると同時に、末梢血管を拡張して血圧を低下させるなど、生体の体液量バランスや血圧コントロールに重要な働きをしている。

チドを分離するための新しい機器の応用など、時間をかけて方法論を確立させていたことが、その後のANP探索への盤石な土台となっていた。

基礎から臨床へ、臨床から基礎へ

その後、ANPは利尿・血管拡張作用を持ち、体液量や血圧の調節に重要な役割を果たすことが明らかになった。こうした生理的な役割や病気との関わりの解明、治療への応用などは、日本人研究者が中心となって進められた。発見から約10年後、ANPは日本で心不全の治療薬として開発されるに至る。その背景には、基礎研究の成果を臨床へと応用して患者治療に還元させるという、「基礎」と「臨床」の距離の近さがあった。そして、新たに始まったANPのがん転移抑制効果についての臨床研究が、それを改めて証明しつつある。

寒川博士にはANPの発見当初から抱いていた疑問があった。なぜ心臓にはがんが転移しないのか？心臓で多量につくられているANPが関係しているのではないか──。

2010年、寒川博士のもとに、1人の医師が現れた。野尻崇博士が、「ANPには、がん転移抑制効果がある」という臨床研究成果を携え、訪ねてきたのだ。それを聞いた寒川博士は、長年抱いていた疑問が証明されるかもしれないことに驚いたという。

そして、野尻博士はANPのがん転移・再発防止メカニズムを探るべく、寒川博士のもとで基礎研究を開始した。基礎研究に独特の技術は診療の合間に一から身につけた。やがて、遺伝子操作によってANPの働きを失ったマウスの心臓には、がんが転移することを突き止める。野尻博士は「心臓のANPが作用しなければがんが転移するという事実を目の当たりにして、とても興奮しました」と語る。寒川博士もまた、ANPの発見から四半世紀以上を経ての新発見に感動を覚えたという。

その後、転移抑制の詳細なメカニズムも明らかにした。当初はANPががん細胞自体に何らかの働きかけをするのではないかと予測していたが、実際にはANPの標的ががんではなく血管であることが分かった。この研究成果を受け、今後は全国規模での多施設臨床研究によって、さらなる検討が行われる。

野尻博士は、現在も診療や手術を行いながら、基礎研究を続けている。臨床の中でキャッチした現象を、基礎に戻してメカニズムを解明し、また臨床につなぐ──。「医学研究の中では極めて重要なことであり、野尻博士のように両方ができているのは理想的なシチュエーションです」と、寒川博士はその大切さを指摘する。

野尻博士もまた、「基礎と臨床の両方を見ながら、そして、これまでの思い込みに縛られずに物事を少し幅広く見てみることが、新しい発見につながると思います」と強調する。

ANPをめぐる物語は、体の中のメッセージ物質の奥深さを示すとともに、「基礎」と「臨床」の連携こそが医学の発展の両輪であることを改めて教えてくれている。

Part 3
"1滴の血液"で13種類のがんを早期診断

人体を「ネットワーク」として捉え直したことで、医学の世界で革命が起きている。新薬の開発手法を一変させたり、がんを早期発見する画期的な診断システムを生み出したりして、医療の新時代を切り開きつつあるのだ。

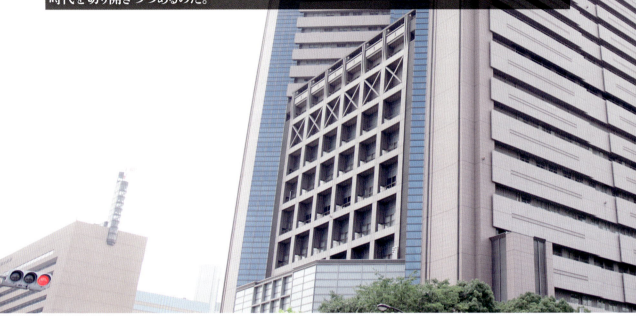

臓器チップで人体を再現

　人体を「巨大な情報ネットワーク」という新たな見方で捉え直すことによって、薬の開発に革新が起き始めている。

　その最前線を行くのが、アメリカ国防総省の研究機関、アメリカ国防高等研究計画局（DARPA：Defense Advanced Research Projects Agency）だ。かつてインターネットの基となるネットワークシステムを開発し、「インターネットの生みの親」ともいわれる。そのDARPAが今度は、マサチューセッツ工科大学やハーバード大学といった世界トップクラスの大学との共同研究により、人体ネットワークの全容に迫ろうとしている。

　それは現在、世界中の研究機関が熾烈な開発競争を行っている「臓器チップ」という最先端技術に関係している。これは、小さなプラスチック製の板（チップ）の上で、各種臓器特有の細胞を生体内に近い状況で培養し、臓器の機能を正確に再現するという技術だ。既に肝臓、肺、腎臓、腸などさまざまな臓器チップが開発されている。DARPAが進めているのは、複数の臓器チップを血管に見立てた細い回路でつなぎ、生体システム全体の再現を目指した「人体チップ」の開発だ。

　この研究は、医薬品の開発にかかる時間を飛躍的に短縮すると期待されている。現在、薬の開発過程では動物実験が行われるが、動物で効果があっても人間には効かないケースが頻発している。また、副作用の検証では、人間の培養細胞が使われるが、1つ1つの細胞には害がなくても、実際に人間に投与すると重篤な副作用が現れるケースは非常に多い。細胞レベ

国立がん研究センター（東京）。日本におけるがん征圧の中枢として1962年に創設された。国内最大のがん組織バンクを有し、がん医療とがん研究をリードしている。

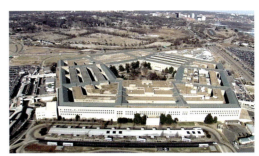

アメリカ国防総省。アメリカ合衆国の国防・軍事を統括する官庁。ヴァージニア州にある本庁舎は、五角形の形をしていることからペンタゴンと呼ばれている。

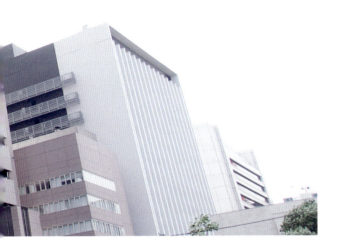

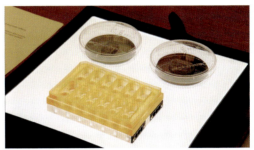

各臓器特有の細胞を育てて臓器の機能を再現する「臓器チップ」。半透明のポリマー仕様になっているため、チップ内で再現された組織で起こっていることを観察できる。

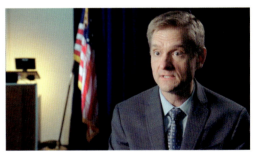

人体ネットワークの解明を創薬に生かす研究を進める、DARPA（アメリカ国防高等研究計画局）のブラッド・リンガイソン博士。

ルではなく、人体のネットワークの中で、薬がどう働くのかを調べることが重要なのだ。もしチップ上に再現された「小さな人体ネットワーク」を完成させることができれば、動物実験や培養細胞を用いた実験よりも、はるかに正確に、その影響を評価することができると考えられる。

DARPAのブラッド・リンガイソン博士は、「臓器チップを用いた私たちの研究は、薬の開発に革命を起こすと信じています。まさに、インターネットと同じように新たな時代を切り開くことになるでしょう」と力強く語る。

同様に、臓器チップの開発研究に取り組むマサチューセッツ工科大学のコリン・チョイ氏の話が興味深い。

「臓器同士をつなげることの面白さは、思いもよらない結果が出ることです。例えば以前、臓器チップですい臓の細胞を単独培養していたときは、1週間ほどで細胞が死に始めました。ところが、他の臓器の細胞と連結して培養すると、すい臓の細胞は元気に長生きすることが分かりました」

なぜ、臓器チップのすい臓の細胞寿命が延長したのか？まだその理由は分かっておらず、解明の途中だ。しかし、この事実からは、それぞれの臓器の細胞同士が確かに何らかの情報を伝え合い、助け合っていることがうかがえる。

13種類のがんを早期発見

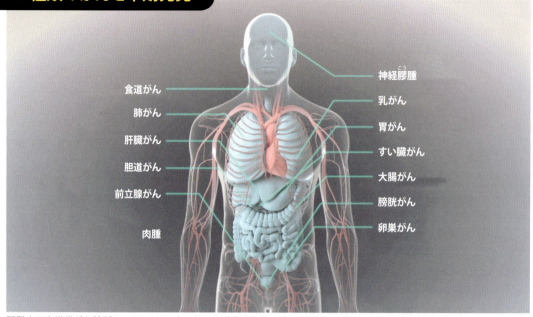

開発中の次世代がん診断システムでは、たった1滴の血液を使って、13種類のがんを早期診断することができる。しかも、正しく判定できる精度は95％以上という（数値は暫定値で、現在もさらなる研究が進められている）。

その結果として生命が維持されていることを示唆する、象徴的なエピソードだといえよう。人体はまさに、神秘の巨大ネットワークなのだ。

メッセージを運ぶ謎の物体エクソソーム

日本でも、次世代の医療に向けた取り組みが始まっている。2014年に産学官連携の国家プロジェクトとして最先端の次世代がん診断システム開発が始動した。そして2017年7月、新たな成果が発表され、世界中の注目を集めている。

現在のがん検診は、がんの種類ごとに異なる検査手法で調べなければならず、患者への負担が大きいうえ、早期発見が難しいことも少なくない。しかし、開発中の次世代がん診断システムでは、たった"1滴の血液"で13種類のがんを、ごく初期の段階で診断できるようになるという。なぜ、そんなことが可能になるのか——。

実は、この夢のようながん検査法で重要なカギとなるのが、血液中を巡る、ある細胞からのメッセージである。

細胞から外に分泌されるカプセル状の顆粒で「細胞外小胞」と呼ばれる物質がある。これは直径わずか1万分の1ミリメートルほどで、電子顕微鏡を使ってようやく見られるほどのサイズだ。この細胞外小胞の一種である「エクソソーム」という物体の中にメッセージは潜んでいる。

エクソソームは多くの種類の細胞から分泌され、血液、唾液、尿などの体液中に存在している。発見された当初は、特に役割を持たない、"ゴミのようなもの"だと考えられていた。しかし近年、エクソソーム内に含まれる物質の働きの研究が進み、エクソソームも細胞同士がコミュニケーションを行うために意図的に放出している、非常に重要な情報伝達ツールであることが分かってきた。

エクソソームに内包されるさまざまな物質の中でも特に重要な働きをするのは、RNA（リボ核酸）の一種であるマイクロRNAだ。

RNAは、DNA（デオキシリボ核酸）と同じ核酸の一種で、通常はDNAからの情報の伝達や、それに基づくたんぱく質の合成などの働きを持つ。しかし、エクソソームの中には、そういった

働きを持たない、ごく小さなRNAが含まれており、これをマイクロRNAという。近年、マイクロRNAには、他のRNAと結合することでたんぱく質の合成を阻害したり、他のRNAを分解したりする働きがあり、たんぱく質合成の"調整役"を担う重要な物質であることが分かってきた。

エクソソームを分泌する細胞は、特定のマイクロRNAを封じ込め、メッセージ物質として全身に送り出す。放出されたエクソソームは、目的とする細胞に融合し、マイクロRNAを介してメッセージを伝えることで、受け取った細胞の働きに影響をもたらすのだ。

乳がんが脳に転移する理由

実は、エクソソームを分泌するのは、正常な細胞だけではない。がん細胞もまた、エクソソームを使ってメッセージを送っている。これこそがまさに、がん細胞からの"恐怖のメッセージ"だ。

エクソソームががん細胞にとって特に重要な武器となるのは、体の中で広がろうとする転移のときだ。例えば、乳がんは他のがんよりも脳への転移が多いことが知られている。一般的に、脳はがんが転移しにくい臓器なのだが、なぜ乳がんは多く転移するのか？ これは長年、医学の世界で大きな謎であったが、この転移に重要な役割を果たしているのがエクソソームだった。

「がん細胞というのは非常に悪賢く、インターネットの世界でいうウイルスメールのようなものを出します。これがエクソソーム。これを受け取った相手がうっかり開けてしまうと、とんでもないものに感染して、がんの転移につながってしまうのです」と語るのは、次世代がん診断システムプロジェクトの研究開発責任者である、国立がん研究センター研究所分子細胞治療研究分野主任分野長の落谷孝広博士だ。乳がんの脳への転移にエクソソームが関与していることを突き止めたのも、落谷博士の研究グループだった。

重要な臓器である脳の血管には、異物を脳に入れないための特別かつ厳重なバリアが設け

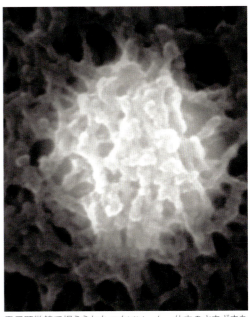

電子顕微鏡で捉えられたエクソソーム。体内のさまざまな細胞から分泌される小胞で、細胞に由来する核酸やたんぱく質などの情報を保持している。がん転移の元凶ともなることが分かってきた。
画像：落谷孝広博士

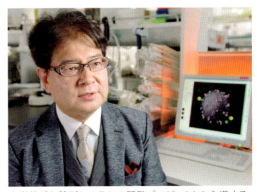

次世代がん診断システムの開発プロジェクトを主導する、国立がん研究センター研究所分子細胞治療研究分野主任分野長の落谷孝広博士。エクソソームが細胞同士の情報伝達の役割を担っていることを解明した。

られており、これを「血液脳関門」という。この関門があるため、血管の中を流れてきたがん細胞は、通常は脳に入り込むことができない。

そこで乳がんの細胞は、まずエクソソームを血液中に送り出し、脳の血管に届ける。脳の血管は、このエクソソームががん細胞からのものであるとは知らずに受け取り、開封してしまう。すると、エクソソームの中に入っていたマイクロ

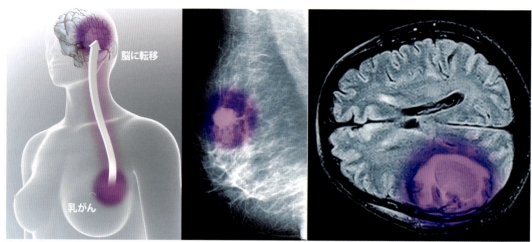

本来、脳は他の臓器とは異なる特別なシステムにより守られているため、がんの転移が起こりにくい。それなのになぜ、乳がんは脳に転移するのか。その答えは、乳がん細胞から分泌されるエクソソームにあった。
画像：落谷孝広博士

RNAが出てきて、あたかも仲間のふりをして「バリアをゆるめて」と、脳の血管の細胞に語りかけるのだ。その後、血液に乗って流れてきた乳がんの細胞は、脳を守るバリアがゆるんだ部分からたやすく内部に侵入し、脳への転移を果たすのである。

がん細胞が放出した物質であることを知られずに、正常な細胞の中に侵入できるエクソソームは、隠された"恐怖のメッセージ"を伝えることで脳のバリアを無効にし、乳がんの脳への転移を引き起こしていた。私たちの体内には、そんな悪意に満ちたメッセージも飛び交っていたのだ。

"恐怖のメッセージ"を逆利用

がん転移のカギとなる"恐怖のメッセージ"。しかし、このがん細胞からのウイルスメールを、落谷博士らは逆に、がんの発見に利用しようとしている。がん細胞から放出されるエクソソームは、がんの種類によって中に含まれるマイクロRNAに特徴があることが分かってきた。

そこで、血液中に含まれるエクソソーム由来のマイクロRNAの種類や量の変化を調べることで、体内にどのような種類のがん細胞が潜んでいるのかを診断しようというのが、開発中の次世代がん診断システムである。

落谷博士らはまず、乳がんや肺がん、胃がん、大腸がん、食道がん、肝臓がんなど13種類のがんを対象として、国立がん研究センターに保存されている血液検体の中から、それぞれ数千単位の検体を選び出し、どのマイクロRNAがどのくらい見つかれば、そのがんと判定できるのかを検証した。2,500種類以上が知られるマイクロRNAのうち、血液からは、およそ500種類が検出される。健康な人の血液には少なくて、がん患者の血液からは多く検出されるような特徴的なマイクロRNAはないか？研究を進めると、それぞれのがんに特徴的なマイクロRNAの組み合わせがあることが判明した。

そして、指標としたマイクロRNAが血液中に含まれる量を調べることで、実際に早期のがんが診断可能かどうかを検証したところ、その診断精度は95％以上という結果が出ている。

新開発のDNAチップ

次世代がん診断システムの実用化にあたり、もう1つ必要とされたのが、検査のための装置の開発だ。たとえ診断精度が高くても、そのために高価で大型の機器が必要だったり、検査に手間や時間がかかったりしては、一般に広く普及するのは困難となる。そのためこのプロジェクトには、

がん細胞が放出するエクソソーム

前立腺がん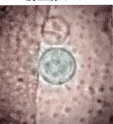
すい臓がん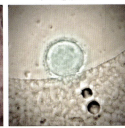
乳がん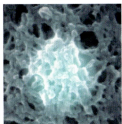
膀胱がん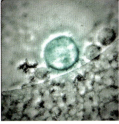
卵巣がん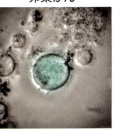

さまざまな種類のがん細胞が放出するエクソソーム。その中に含まれるマイクロRNAの種類や量は、がん細胞の種類によって異なることが判明している。
画像：落谷孝広博士

マイクロRNAの測定技術を持つ機関や企業が複数参加し、機器やシステムを開発した。なかでも、マイクロRNAの検出に大きな威力を発揮しているのが、高感度の「DNAチップ」だ。

DNAは、4種類の塩基が特定のパターンで連なった2本の鎖から成り立っており、それぞれの鎖の塩基が手をつなぐように結合して、DNA特有の二重らせん構造を形成している。この二本鎖は、DNA-DNAだけでなく、DNA-RNA、RNA-RNAの組み合わせでも成立し、それぞれを人工的につくることが可能だ。このような決まった塩基同士が結合する性質を利用して、DNAやRNAの量を測定するツールがDNAチップである。

次世代がん診断システムでは、チップの基板上に一本鎖のDNAを多数、しかも決まった位置に配置する。この一本鎖のDNAは、13種類のがんの診断に使う、それぞれのマイクロRNAと結合するようにつくられている。さらに、マイクロRNAには赤色の蛍光色素をつける。そうすると、チップに受診者の血液を添加すれば、がん細胞からのマイクロRNAが基板上のDNAと結合して、赤色となって現れる。チップ上に現れた赤色の場所と色の出方を見れば、どのがんのマイクロRNAがどれだけあるかが分かる仕組みだ。

次世代がん診断システムで用いられるDNAチップには、新構造の基板が採用されている。従来は可能な限り平坦なガラス基板が求められていたが、その常識を打ち破った「凹凸構造を持つ黒色樹脂基板」が開発された。さらに、DNAとRNAの結合反応を向上させる工夫も凝らされており、これらの結果、新基盤では検出感度がおよそ100倍に高められているという。

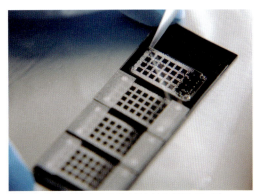
がんのマイクロRNAを検出するためのDNAチップ。

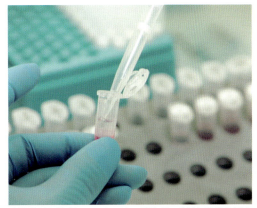
次世代がん診断システムでは、受診者の血液から検査用の検体を抽出する。
撮影協力：落谷孝広博士（上下）

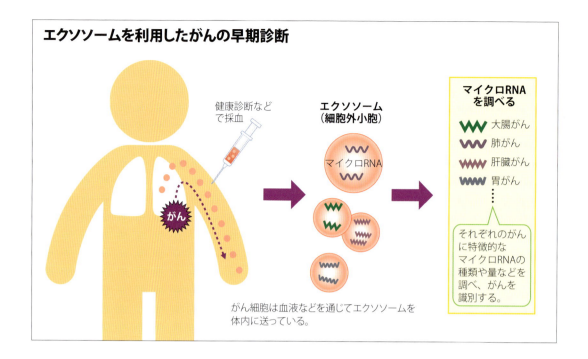

エクソームを利用したがんの早期診断

がん細胞は血液などを通じてエクソームを体内に送っている。

医療の新しい時代へ

　2017年7月、次世代がん診断システムの開発プロジェクトは、これまでに得られた成果を検証する新たな臨床研究の段階に入った。13種類ものがんを一度の検査で網羅的に発見するシステムが、いよいよ実用化へと大きく動き出す。この研究を率いる落谷博士は、「国民の多くの方がこの新しい検査を受けられる時代がくれば、がんを早く見つけ出して、早く治療することができるようになります。それにより、がんによる死亡を国民全体で減らすことが究極の目標です」と語る。

　エクソームの研究は、がんの診断だけでなく、治療にも、またがん以外のさまざまな病気の解明にも成果をもたらし始めている。生命の複雑なネットワーク機構を解き明かそうと、多くの研究者が最前線で研究を繰り広げる分野だ。

　さまざまな臓器の細胞や、がん細胞までが発するメッセージ物質。体内を飛び交うこれらメッセージの解読がいま、全く新しい医療の扉を開けようとしている。

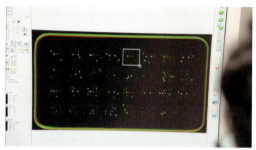

DNAチップを解析する様子。

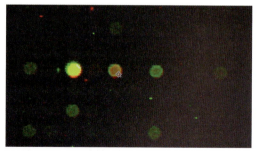

マイクロRNAには事前に赤色の蛍光色素をつけているため、特定のスポットが赤くなれば、どのがんに罹患しているかが分かる。

がん細胞が分泌したエクソソーム (CG)

がん細胞が分泌するエクソームは、がんが体に広がるための重要な武器であることが突き止められている。エクソームにはさまざまな物質が内包されていて、その中に隠されたメッセージ物質は、私たちにとっては命を脅かす"恐怖のメッセージ"だ。

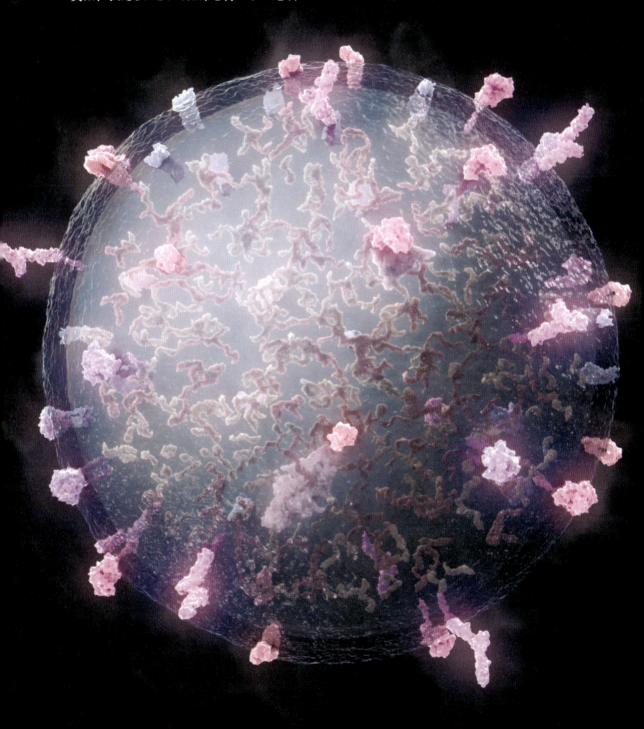

乳がんから脳への転移 1 (CG)

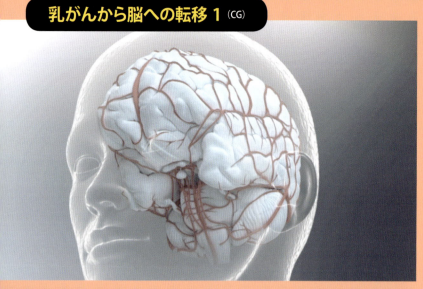

1.
思考を司る脳の血管には、「血液脳関門」と呼ばれる、特別かつ厳重なバリアがあり、異物が脳に侵入できないようになっている。

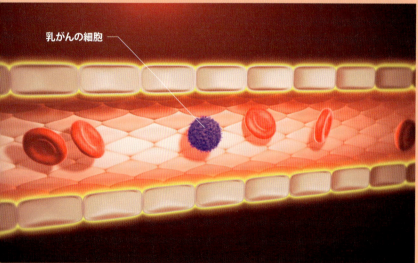

乳がんの細胞

2.
そのため、血管の中を流れてきたがん細胞も、通常は容易に脳の中に入り込むことはできない。

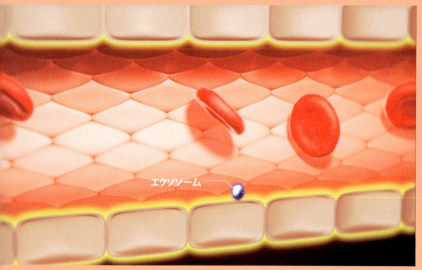

エクソソーム

3.
そこで乳がんの細胞は、まずエクソソームを血液中に放出し、脳の血管内壁の細胞へと送り込む。

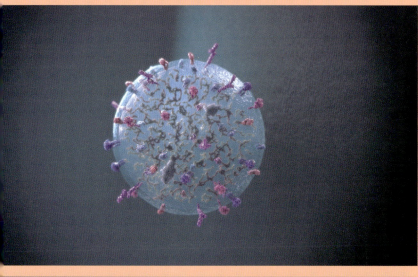

4.
脳の血管内壁の細胞に取りつくエクソソーム。エクソソームを構成する二重膜は血管内壁の細胞膜と同じ成分である。

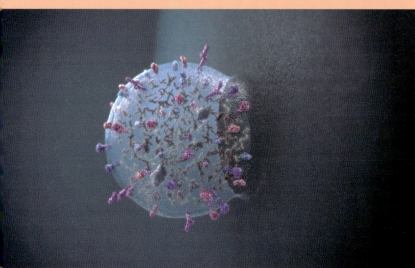

5.
血管内壁の細胞と、エクソソームが融合する。いわばがん細胞から来たものとは知らずに、ウイルスメールを受け取り、開封してしまうようなものだ。

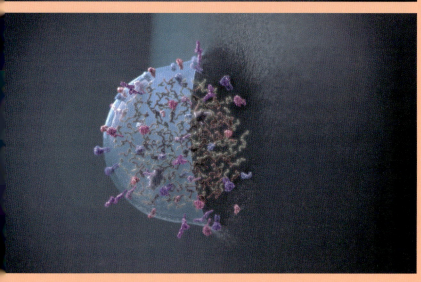

6.
エクソソームの中のさまざまな物質が、脳の血管内壁の細胞へと受け渡される。

乳がんから脳への転移 2 (CG)

7.
エクソソームの中に潜んでいたマイクロRNAが、仲間のふりをして「バリアをゆるめて」と語りかけ、脳の血管の厳重なバリアをゆるめさせてしまう。

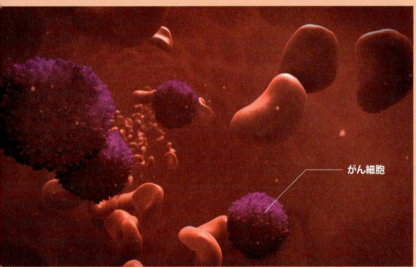

8.
血液に乗って脳に流れてきた乳がんの細胞。

がん細胞

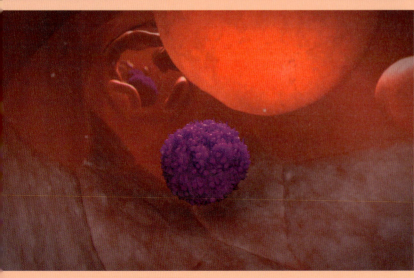

9.
脳の血管の一部には、エクソソームが運んだメッセージのせいで、バリアがゆるんだ場所がある。

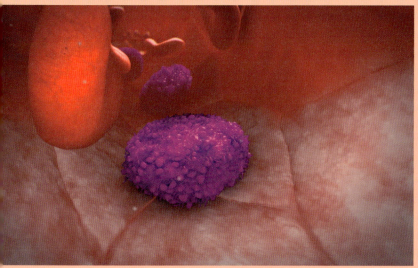

10.
乳がんの細胞が、バリアのゆるんだ場所に取りつく。

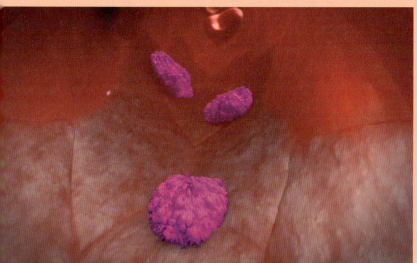

11.
たやすく脳の内部へと侵入する乳がんの細胞。

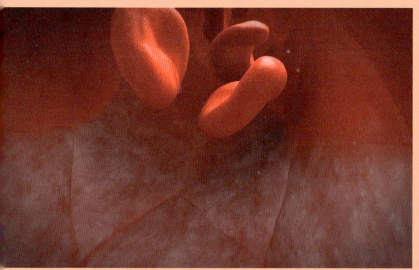

12.
こうして、乳がんの細胞は脳への転移を果たす。

Part 4
人体ネットワークの会話が人生を変える

人体をネットワークという新たな見方で捉え直すことによって起きた医療革命。その革命により大きく人生が変わった人がいる。かつては治療が非常に困難であると考えられていた関節リウマチ患者に開いた治療の扉。それはまさに、細胞たちの秘密の会話を解き明かすことでもたらされたものだった。

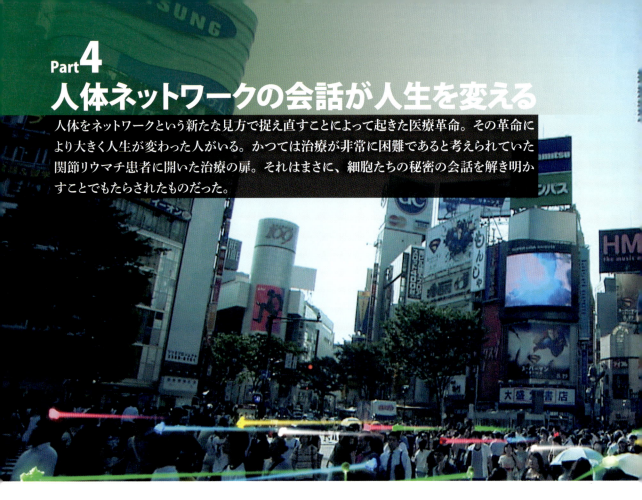

深刻な症状をもたらす関節リウマチ

　ここまで、人体ネットワークで交わされる会話の解明を基に開発中の新しい治療や診断について紹介してきた。このような細胞たちの会話を治療に応用することで、人生が大きく変わった人たちがいる。清水絵美さんは、その1人だ。

　清水さんは、小学5年生のときに関節リウマチを発症して以来、その深刻な症状と長年戦ってきた。体調が悪くなると手や足の関節は腫れ、骨の変形が外から見てもすぐに分かる。手の変形によって手首も曲がらないため、料理中に包丁を落としそうになることも珍しくないという。発症から30年近くの間に、さまざまな治療法を試したが、病気の進行を完全に止めることはできなかった。

　その当時のことを清水さんは、「つらい、暗い闇の中にずっといたような気がします。将来的に自分がどうなるのかが不安で、自分は生きている意味があるのだろうかと思っていた時期もあります」と話す。

　関節リウマチは、全身の関節に炎症が起きることで激しい痛みや腫れが生じ、軟骨や骨が破壊されて関節の機能が損なわれ、やがては骨が変形してしまうこともある進行性の病気だ。30～50歳代で発症する人が多く、男性よりも女性のほうが約4倍発症しやすいという特徴がある。国内におよそ70万人の患者がいるとされる関節リウマチには、ほんの十数年前まで治療の決定打がなく、症状の進行を遅らせることしかできない場合も多かった。長年にわたって撮られた関節のレントゲン写真を見ると、年を追うごとに骨が破壊され、変形していく様子がよく分かる。（P70～71参照）。さらに、1つの関

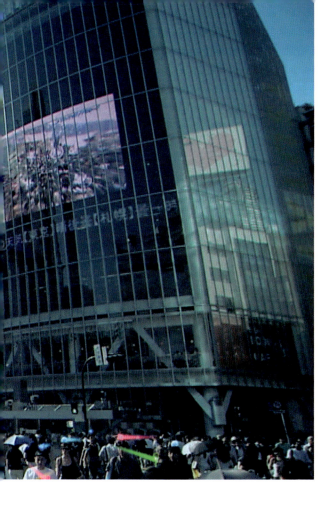

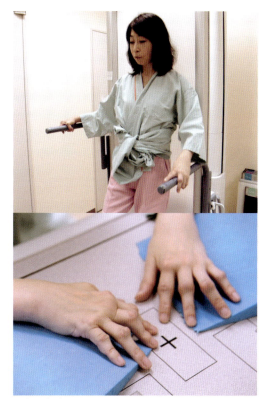

小学5年生のときに関節リウマチを発症した清水絵美さん。手の関節は腫れて変形し、その可動範囲にも制限が大きい。

節の部分を拡大して見ると、症状の進行に伴い骨と骨の間が狭くなり、ついには骨同士が密着してしまうことが分かる。これが激しい痛みの原因になる。

だが、清水さんの人生は、メッセージ物質の解明によって一変した。人体ネットワークにおけるメッセージの異常が、関節リウマチの発症に関わっていることが突き止められ、治療への扉が開かれた。

関節リウマチは「自己免疫疾患」と呼ばれる病気の一種だ。免疫とは本来、外から侵入した病原体や、体の中で生じた異物などを排除して体を守るためのシステムだが、自分自身の組織や成分を異物と勘違いして攻撃してしまうことがあり、それがもとで引き起こされる病気を自己免疫疾患という。そのような免疫の異常が起こる原因はいまだ解明されていないが、遺伝と環

指の関節のレントゲン写真

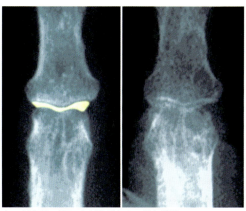

左：骨と骨の間にすき間がある正常な状態。
右：関節リウマチの症状が進行すると、すき間にある軟骨がなくなり、骨同士が密着する。

画像：新潟県立リウマチセンター 石川肇医師

境の双方の要因が絡み合って発症すると考えられている。

069

関節リウマチの経年変化

ある患者の 27 年にわたる関節の変化を捉えたもの。次第に骨が破壊され、変形していく。

画像：石川肇医師

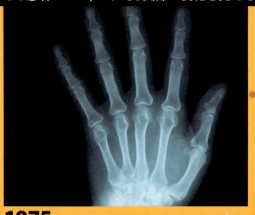
1975

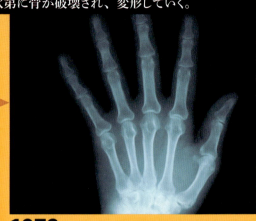
1978

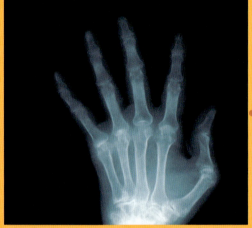
1988

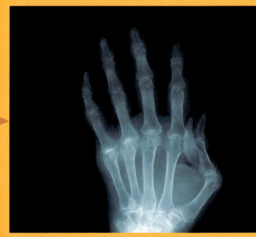
1990

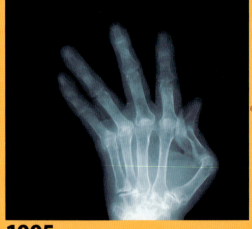
1995

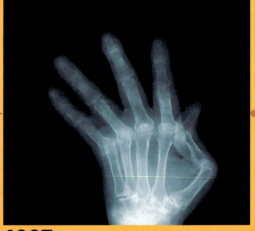
1997

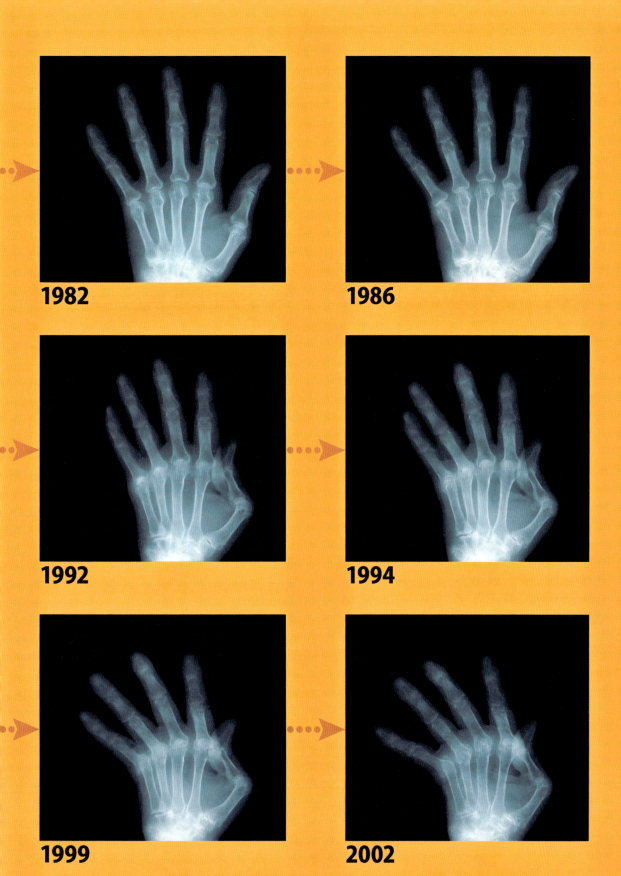

暴走するマクロファージ

免疫細胞にはいくつかの種類があり、それぞれに役割を持ち、相互に連携することで、免疫システムを正常に機能させている。連携するために重要な働きをするのが、免疫細胞たちが放出する数々のメッセージ物質だ。

実は、関節リウマチの原因となる免疫の異常には、免疫細胞が放出するメッセージ物質が深く関わっていた。

免疫細胞の一種であるマクロファージは、アメーバのように不定形で、動き回る能力を持ち、体内に侵入した細菌などの異物を捕食して消化する、"掃除屋"のような役割の細胞だ。

そして、マクロファージが放出するいくつかのメッセージ物質のうちの1つがTNFα（腫瘍壊死因子）だ。TNFαは、「敵がいるぞ！」という警告のメッセージを伝える物質である。マクロファージが、細菌などの病原体を発見・捕捉したとき、周囲に警告を伝えるために放出する。

マクロファージによって送り出されたTNFαは、さまざまな細胞にメッセージを伝えるが、仲間のマクロファージもその警告メッセージを受け取る。そして、マクロファージは敵の来襲に備え、臨戦態勢を整えるため分裂して増殖し、仲間を増やしていく。

このマクロファージが、関節リウマチの患者では奇妙な暴走を起こしている。実際には外敵などいないのに、正常な関節の組織を敵と勘違いしたマクロファージが盛んにTNFαを放出し、「敵がいるぞ！」というデマ情報をふりまくのだ。

その警告メッセージを受け取った仲間のマクロファージたちは、次々と反応し、増殖を始める。増えたマクロファージもまた盛んにTNFαを放出するため、さらに警告メッセージが拡散されていく。こうして、デマ情報があふれた関節の中は、飛び交うTNFαと大増殖したマクロファージとで、まさに大炎上状態となる。

デマ情報の影響は、これだけにとどまらない。大増殖したマクロファージ同士が合体して、破骨細胞と呼ばれる新たな細胞に変身する。

破骨細胞という名称から恐ろしいものが想像されるかもしれないが、それ自体は決して異常な存在ではない。正常な状態において骨は、常に細かな破壊と形成を繰り返し、絶え間なくつくり替えられているため、破骨細胞は骨の再生のために骨を壊す細胞であるといえる。

だが、デマの警告メッセージによってマクロファージが大増殖した状態では、破骨細胞も過剰となり、骨の破壊ばかりが進んでしまう。こうして、関節リウマチでは骨の破壊と変形が進行していく結果となる。関節リウマチという病気の原因の一端は、こうした「デマ情報による大炎上」にあったのだ。

TNFαを無効化する薬

関節リウマチにおける、マクロファージとTNFαによる関節の大炎上状態が解明されたことで、新たな薬が開発された。

生物学的製剤と呼ばれるもので、化学的に合成した薬ではなく、生体内で自然に働く物質を基に、遺伝子組換えや細胞融合などの最先端のバイオテクノロジーで生み出された薬だ。複雑な構造を持つ生物学的製剤は、目的とする物質にピンポイントで作用し、高い効果を示す。

関節リウマチの治療薬として日本で初めて生物学的製剤が承認されたのは、2003年のことだ。TNFα阻害薬と呼ばれるその薬を投与すると、血液の流れに乗って関節の内部に到達する。そして、関節の中を異常に飛び交っているTNFαと結合して、TNFαのメッセージが伝わらないようにブロックする。これは、メッセージそのものを消すわけではないが、そのメッセージを誰も受け取れないようにする。つまり、多過ぎるデマの警告をかき消そうという作戦だ。

TNFα阻害薬が開発されたことで、飛び交う異常なメッセージは次々と無効化され、関節リウマチ患者の関節の大炎上は収まっていく。

免疫細胞による外敵の排除

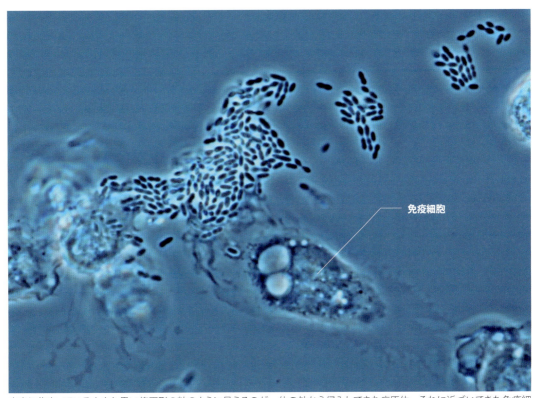

中央に集まっている小さな黒い楕円形の粒のように見えるのが、体の外から侵入してきた病原体。それに近づいてきた免疫細胞（マクロファージ）は、病原体を自らの中に取り込んで消化してしまう。

画像：タイムラプスビジョン（上下）

免疫の大暴走 1 (CG)

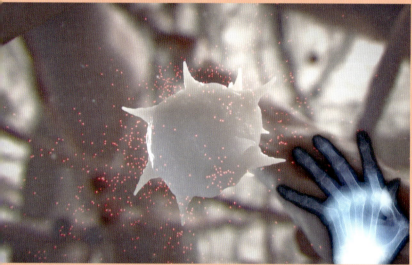

1.
関節内のマクロファージ。

画像（骨）：石川肇医師（1、2）

2.
マクロファージからメッセージ物質が放出され始める。

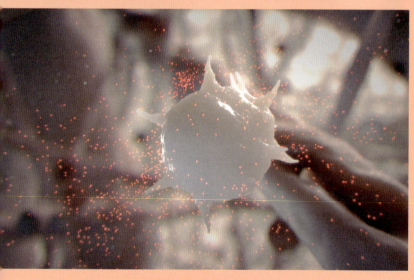

3.
関節リウマチ患者の関節では、暴走したマクロファージが盛んにメッセージ物質を放出している。

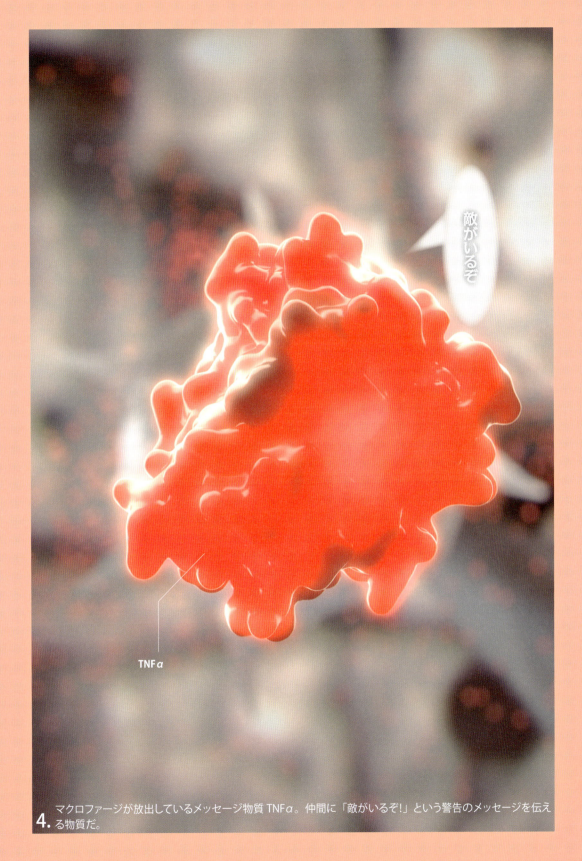

4. マクロファージが放出しているメッセージ物質 TNFα。仲間に「敵がいるぞ！」という警告のメッセージを伝える物質だ。

免疫の大暴走 2 (CG)

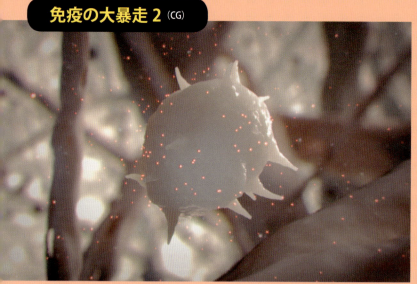

5.
免疫に異常をきたした関節リウマチ患者のマクロファージは、外敵などいないのに、「敵がいるぞ!」というデマ情報をふりまいている。

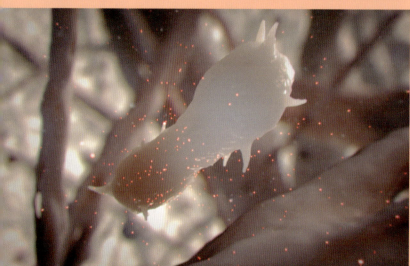

6.
マクロファージが放出したTNFαを、仲間のマクロファージたちも受け取る。警告メッセージを受け取ったマクロファージは分裂して増殖し、臨戦態勢を整えようとする。

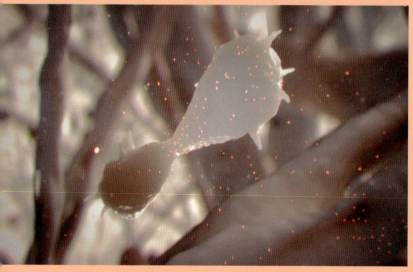

7.
分裂しようとするマクロファージ。

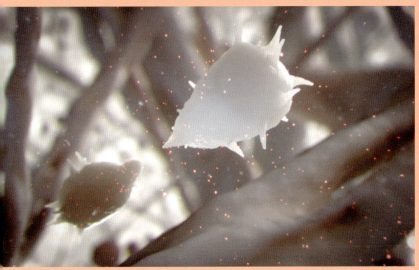

8.
分裂したマクロファージ。

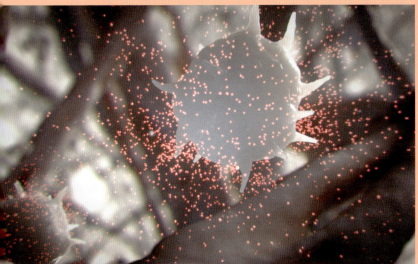

9.
分裂したマクロファージがさらに TNFα を放出する。

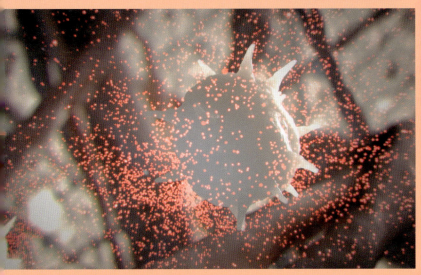

10.
こうして、存在しない外敵への警告メッセージが拡散されていく。

関節内の大炎上 (CG)

増殖したマクロファージと大量の TNFαがひしめき、関節の中はまさに大炎上状態だ。

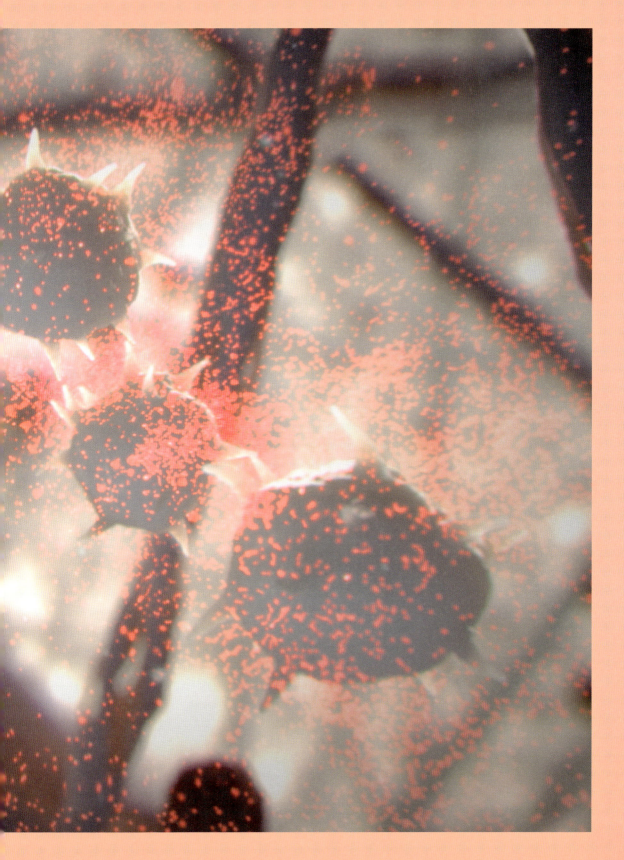

免疫の大暴走による骨の破壊 (CG)

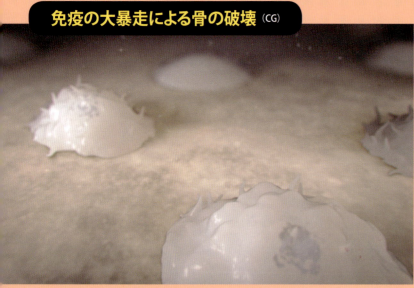

1.
増殖したマクロファージが骨の表面にへばりつく。

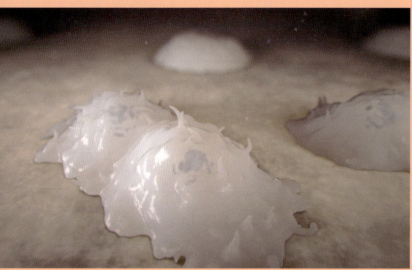

2.
マクロファージ同士が合体する。

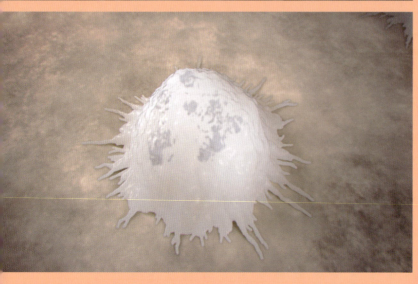

3.
マクロファージから変身した破骨細胞。数個から数十個のマクロファージが合体した巨大な細胞だ。

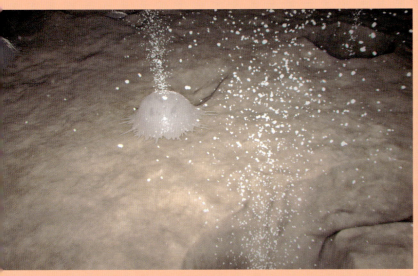

4.
破骨細胞は骨の表面にヒルのように
張りつき、骨を破壊し始める。

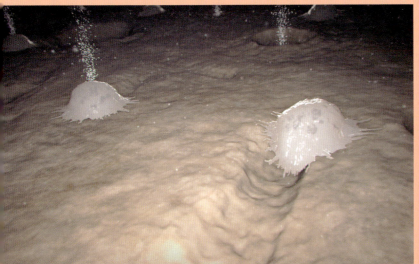

5.
破骨細胞によって骨はさらに破壊され
ていく。

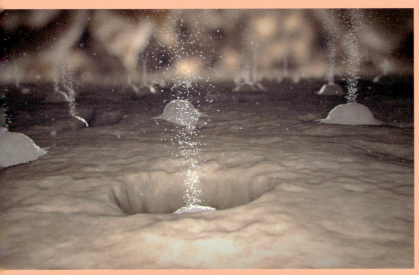

6.
破骨細胞の働きが過剰になった関節
リウマチ患者では、骨の破壊の進行
とともに、関節の痛みが強まり、やが
て関節をつくっていた骨同士が密着す
るようになる。

TNFαを阻害する生物学的製剤 (CG)

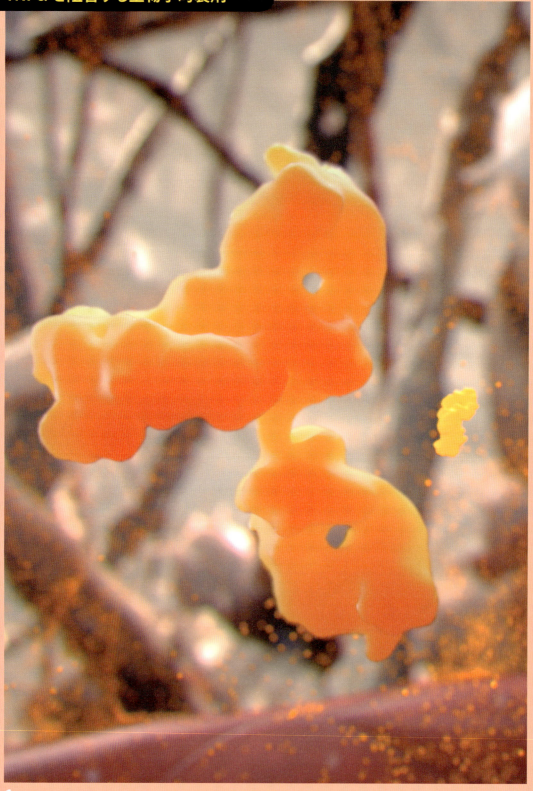

1. 最先端のバイオテクノロジーで生み出されたTNFα阻害薬という生物学的製剤。

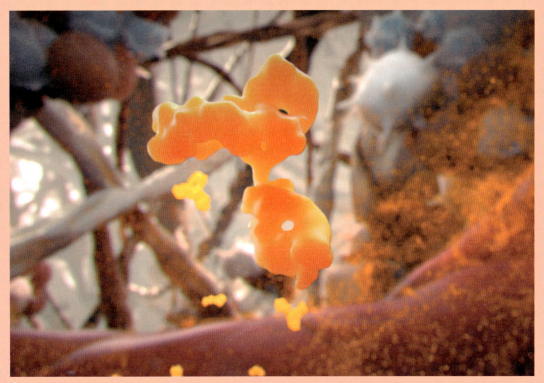

2. 血液に乗って関節に到達したTNFα阻害薬。

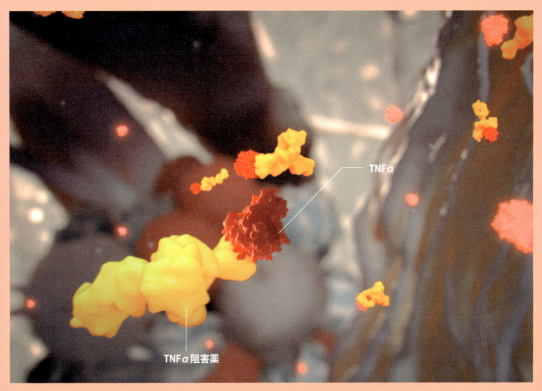

3. TNFα阻害薬は、関節の中を異常に飛び交うTNFαと結合し、そのメッセージを無効化する。

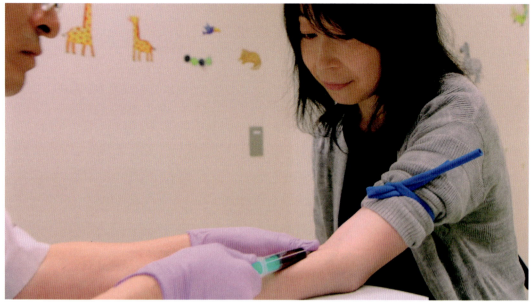

関節リウマチの治療に、TNFαの働きを阻害する薬が開発された。

相次いで登場した生物学的製剤

　関節リウマチの発症や進行に関わる要因が解明されるにつれ、現在はさらにIL-6（インターロイキン-6）、CTLA-4（細胞傷害性Tリンパ球抗原-4）といった物質を阻害する生物学的製剤が開発され、使われるようになっている。

　なかでもIL-6は、1986年に大阪大学細胞工学センター免疫研究部門教授（当時）の岸本忠三博士らが発見したメッセージ物質で、関節リウマチのさまざまな症状に関わることが明らかにされ、2008年には初めてのIL-6阻害薬が世界に先駆けて日本で承認された。

　現在は、複数ある関節リウマチの治療薬の中から、患者個々の病態に合った薬を選択して組み合わせることで、病気を完治させることはできないまでも、症状が起きない「寛解」と呼ばれる状態を目指すことは可能となってきた。寛解の状態が長く続けば、生物学的製剤を中止しても寛解を維持できる可能性もあるという。

　関節リウマチが「完全に治せる病気」となる日も、決して遠くないのかもしれないと期待させる成果だ。

諦めていた夢がかなう

　生物学的製剤による新しい治療は、清水さんの関節リウマチにも劇的な効果をもたらした。長年、関節の痛みと腫れ、そして骨の変形による日常生活への障害に苦しんできた清水さんも、4年前から新しい薬を使い始め、病気の進行を抑えることができたという。

　以前は、骨と骨の間にある軟骨がなくなり、骨同士が密着してしまっていた関節が、いまでは骨と骨の間にすき間ができ始め、これからの回復も期待されている。

　清水さんの主治医である東京医科歯科大学生涯免疫難病学講座教授の森雅亮博士も、「生物学的製剤の効果には、パラダイムシフトというしかないほどの衝撃を受けました。現在、関節リウマチの治療は、いかにその薬を早めに、適切に使えるかということにかかってきています。その人の人生を変えられるくらいの作用がある薬だと私は思っています」と語る。

　森博士の「人生を変える」という言葉は、決して誇張ではない。実際に清水さんの人生は、新しい治療によって大きく変わった。病気が進

生物学的製剤による治療前後の清水さんの関節

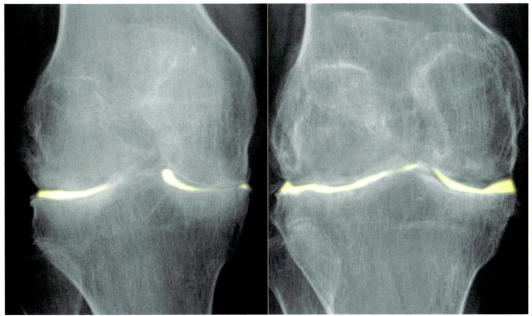

骨同士が密着していたが（左）、骨と骨の間のすき間が回復しつつある（右）。　　画像：横浜市立大学附属病院 稲葉裕医師

行していくときには諦めていた「子どもを持つ」という夢をかなえることができたのだ。

　かつては暗い闇の中にいたという清水さん。公園で遊ぶ子どもを見守りながら、「すごく幸せです。たった1本の注射で、いままでどんな薬を使っても起きなかった変化が起きました。今後、根治に近い形での治療が開発されることを願っています」と微笑む。

生命が獲得した神秘のシステム

　原始の生命はたった1つの細胞で成り立っていた。そこから何十億年もかけて、何十兆もの細胞で組み立てられた複雑な構造を持つ人体へと進化を遂げてきた。人体ネットワークを飛び交うメッセージ物質の発見。それは、気が遠くなるほどの時間をかけて生命が獲得した神秘のシステムといえるだろう。

　人体ネットワークの解明は、私たちの生命や健康に関わる医療の形を大きく変えるものと考えられる。ここで紹介した関節リウマチの話は、そのほんの一例に過ぎない。いまだ治療法の

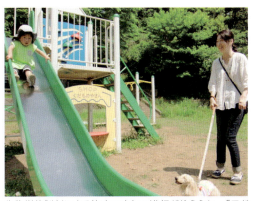

生物学的製剤による治療で病気の進行が抑えられ、「子どもを持つ」という夢をかなえた清水さん。

見つからない病気の多くにも、メッセージ物質の異常なやりとりが関与している可能性は高く、今後の研究の成果が期待される。

　ただし、科学は一朝一夕に進むものではない。数十年をかけた、多くの研究者の地道な努力の積み重ねの末に、ようやく人体の新しい姿にたどり着くことができたということを忘れてはいけないだろう。

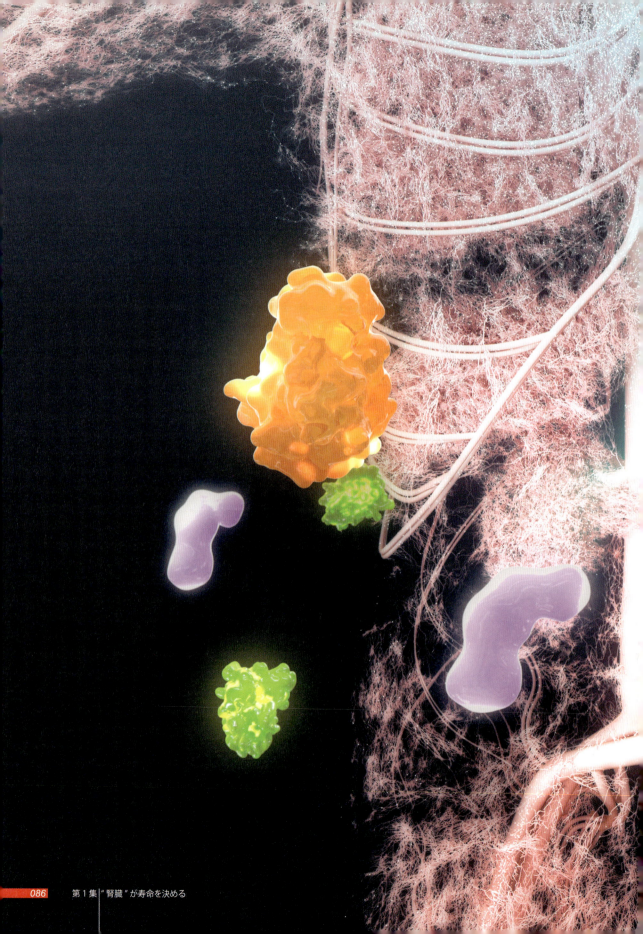

086　第1集 "腎臓"が寿命を決める

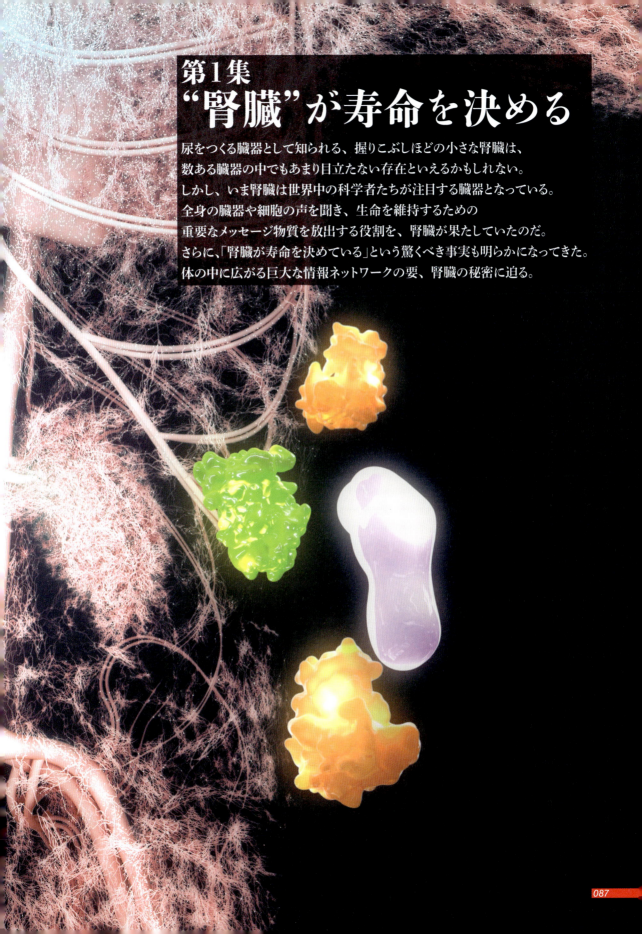

第1集
"腎臓"が寿命を決める

尿をつくる臓器として知られる、握りこぶしほどの小さな腎臓は、
数ある臓器の中でもあまり目立たない存在といえるかもしれない。
しかし、いま腎臓は世界中の科学者たちが注目する臓器となっている。
全身の臓器や細胞の声を聞き、生命を維持するための
重要なメッセージ物質を放出する役割を、腎臓が果たしていたのだ。
さらに、「腎臓が寿命を決めている」という驚くべき事実も明らかになってきた。
体の中に広がる巨大な情報ネットワークの要、腎臓の秘密に迫る。

Part 1 金メダルの獲得を陰で支えた腎臓のメッセージ

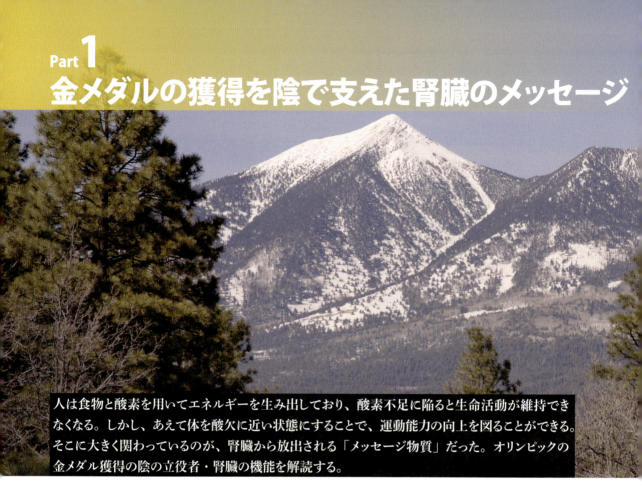

人は食物と酸素を用いてエネルギーを生み出しており、酸素不足に陥ると生命活動が維持できなくなる。しかし、あえて体を酸欠に近い状態にすることで、運動能力の向上を図ることができる。そこに大きく関わっているのが、腎臓から放出される「メッセージ物質」だった。オリンピックの金メダル獲得の陰の立役者・腎臓の機能を解読する。

極限状態の水泳選手

　アメリカ南西部、アリゾナ州の都市フラッグスタッフは、標高2,100メートルの高所に位置し、長年、日本代表の水泳チームが高地トレーニングを行ってきた場所だ。高地トレーニングとは、人が環境に適応する力を生かし、運動能力向上につなげるトレーニング方法である。

　2016年のブラジル・リオデジャネイロオリンピック女子200メートル平泳ぎ金メダリストの金藤理絵選手も、オリンピックの直前にこの場所でトレーニングを行った。金藤選手は「ここでトレーニングした後、よい結果が出ることを何度も経験してきたので、大切な試合の前には必ず来ます」と、高地トレーニングの意義を強調する。

　今回は金藤選手とともに、2020年東京オリンピックを目指す次世代のアスリートもやって来た。

練習初日、軽いウォーミングアップの直後、パルスオキシメータという指に装着する機器を用いて、選手たちの血液中の酸素飽和度を測定する。パルスオキシメータに表示された「88%」「89%」という、いずれも80%台の数値に選手もびっくり。酸素飽和度は、血液中にどの程度の酸素が含まれているかを示すもので、平地では通常96%（正常値96〜99%）を切ることはない。つまり、80%台という酸素飽和度は、体が極端な酸素不足に陥っていることを示す数値なのである。

　こうした事態が起こるのは、酸素の薄い高地では、平地にいたときと同じように呼吸をしても肺に入る酸素の量が少ないため、血液中の酸素も少なくなってしまうからだ。この状態が続けば、頭痛、めまい、食欲不振、脱力、呼吸困難などの症状が現れる。いわゆる「高山病」に

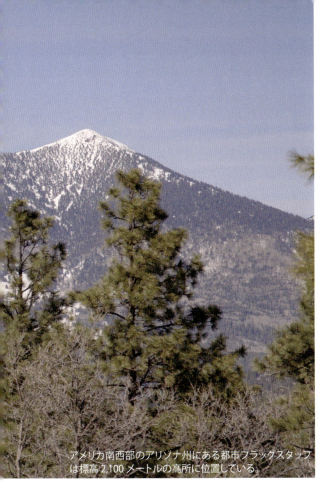

アメリカ南西部のアリゾナ州にある都市フラッグスタッフは標高2,100メートルの高所に位置している。

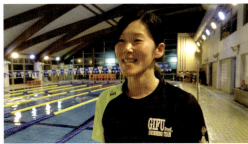

「大切な試合の前は高地トレーニングを行います」と話す、リオデジャネイロオリンピック女子200m平泳ぎ金メダリストの金藤理絵選手。

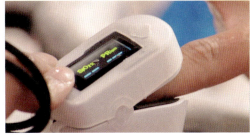

血液中の酸素飽和度を測定する装置パルスオキシメータ。

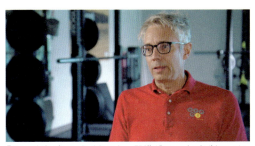

「体に酸素が足りなくなると、腎臓がEPOと呼ばれるメッセージ物質を出す」と説明する、運動生理学者のダニエル・バーグランド博士。

近い症状だ。

　16世紀、スペインがインカ帝国を征服した際、しばしば致死的な高山病に苦しめられたという。その原因が、高山の地中に潜む毒物による影響だと信じられていたこともあった。高山病が酸素欠乏によるものと証明されたのは、19世紀後半になってからだ。

　日頃、鍛錬を重ねてきた選手たちも、平地から高地に来た当初は、酸素の欠乏に苦しめられる。ところが2週間ほど経つと、練習後の酸素飽和度は、どの選手も95%以上に回復していた。体に十分な酸素が行き渡り始めたのである。これはいわゆる「高地順応」と呼ばれる現象で、自然に体が危機的状況を乗り越えたのだ。高地トレーニングでは、あえて体を酸欠に近い状態に追い込み、その環境に体を適応させていた。

赤血球の増産を促すEPO

　なぜ、短期間で高地に順応し、体の隅々まで酸素が行き渡るようになったのか──。鍛えられているのは、酸素を取り込む肺? それとも全身に酸素を送り届ける心臓? さまざまな要因はあるが、驚異的な体の変化をもたらした最大の立役者が、腎臓だ。

　「高地に来て体に酸素が足りなくなると、すぐさま腎臓が反応し、ある物質を出すことで体の状態を変えてしまいます」と、運動生理学者のダニエル・バーグランド博士は説明する。

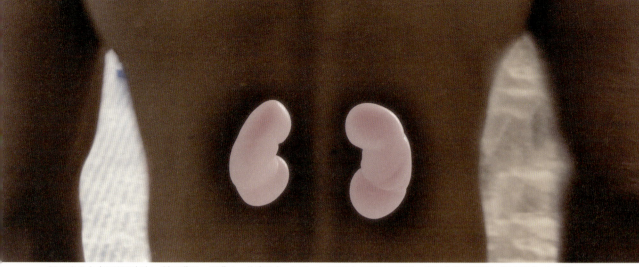

腰のやや上方にある左右一対の臓器・腎臓は、体内のネットワークの要として働いており、常に全身の臓器に向けてメッセージを伝える物質を出し続けている。

その物質はEPO（エリスロポエチン）と呼ばれるものだ。体内の酸素が不足していると、腎臓はEPOを大量に出し始める。EPOは、「酸素が欲しい」という腎臓からの訴えを他の臓器に伝えるメッセージ物質だ。

腎臓から放出されたEPOは、血液の流れに乗って全身に広がっていく。そのメッセージを受け取るのが、「骨」だ。

骨は硬くてすき間がないように見えるが、実際には血管が出入りする無数の穴があり、骨の内部は空洞になっている。その空洞を満たしている組織が「骨髄」であり、ここで血液の成分がつくられる。

血液は血漿と呼ばれる液体成分と、血球（体中の細胞に酸素を運ぶ赤血球、病原体と戦う白血球、出血を止める血小板）と呼ばれる細胞成分で成り立っているが、骨髄でつくられるのは血球だ。骨髄の中にある「造血幹細胞」という細胞が、盛んに細胞分裂を繰り返し、あるものは赤血球に、あるものは白血球に、それぞれ成長していく。

EPOは骨髄に入ると、造血幹細胞から分化した赤血球の前身となる細胞（赤血球前駆細胞）に、「酸素が欲しい」というメッセージを伝える。すると、赤血球前駆細胞の増殖が加速し、

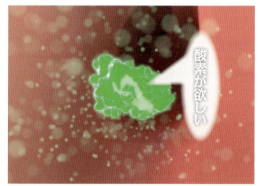

腎臓が放出するEPOは、「酸素が欲しい」という重要なメッセージを伝えるための物質。放出されたEPOは、血液の流れに乗って全身に広がっていく。

酸素を運ぶ赤血球が増産される。こうして赤血球が増えると、体の隅々まで酸素が行き渡るようになるのだ。

腎臓は、日常生活でも常に微量のEPOを出し続けており、その量を絶妙に変化させることで赤血球の数を調節している。

赤血球が増えれば全身の筋肉に、より多くの酸素が届くようになるため、持久力も上がる。実際、高地トレーニングを行うと、2週間ほどで血液中の赤血球の割合は大幅に増える。金藤選手の赤血球の割合も、今回の高地トレーニングにより上昇していた。また、2008年から2016年までの金藤選手のデータで血液中の赤

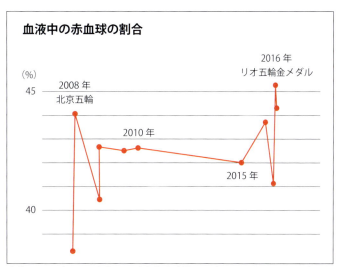

金藤選手の血液中の赤血球の割合を示したもの。高地トレーニングの初日は40.8%だったが、2週間後には43.1%に増加した。

金藤選手のデータ。酸素を運ぶ赤血球が増えれば、それだけ運べる酸素の全体量も増えるため、全身の隅々まで酸素を届けることができ、持久力が向上する。

データ：東海大学スポーツ医科学研究所 加藤健志准教授

血球の割合を見ると、金メダルを獲得した2016年に競技人生最高の数値を記録している。いわば、金メダル獲得の陰の立役者は腎臓だったともいえるのだ。

EPOが不足すると……

一方で、「EPOが不足すると、赤血球が減少して貧血になってしまいます」と熊本大学大学院生命科学研究部腎臓内科学分野教授の向山政志博士は指摘する。

例えば、慢性腎臓病は腎臓の機能が徐々に低下する病気だが、症状の進行に伴いEPOがつくれなくなり、貧血を引き起こす。これを腎性貧血という。

慢性腎臓病が悪化し、腎臓の機能がおよそ10%以下にまで低下すると、血液のろ過が十分に行えず、人工的に血液の浄化を行う透析療法が必要となるが、「透析患者はほぼ100%の割合で腎性貧血を起こしてしまいます」と向山博士はいう。

そのため、EPOが発見される以前は、透析患者は週に何度も輸血を行って赤血球を増やさなければならず、通常の社会生活が営めないこ

ともあった。また、輸血される赤血球の中には多くの鉄分が含まれており、定期的に続けることで体内の鉄分が過剰になるという問題も生じていた。

そこで、腎性貧血など、EPOの不足が原因で起こる病気の治療に、遺伝子組換えでつくられたEPO製剤が用いられるようになった。この薬は、世界初の遺伝子組換え製剤であり、分子生物学研究が医療に応用された画期的な薬だった。遺伝子組換えは、すべての生物で遺伝子の働き方が同じであることを利用した技術である。EPOを人工的につくることは難しかったため、人のEPO遺伝子を動物細胞に組み込み、EPOをつくらせたのだ。

向山博士は「EPOの製剤化によって、輸血をしなくても済むようになり、患者の生活の質（QOL）が向上しました。現在では透析をしながら働いている方もたくさんおられ、通常に近い社会生活が営めるようになりました」と話す。

EPOの研究には長い歴史がある。EPOのように、もともと生体に備わっている物質を医療に応用する場合、抽出した物質から不純物を取り除くために精製・純化する必要がある。こ

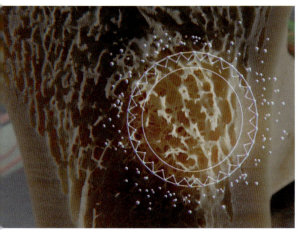

腎臓から放出されたEPOは骨の内部にある骨髄へと向かう。P96参照。

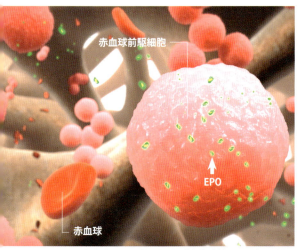

EPOは赤血球になる前の細胞（赤血球前駆細胞）に働きかけ、赤血球の増産を促す。

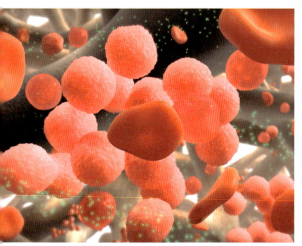

EPOの働きで、体中の細胞に酸素を運ぶ役割を担っている赤血球が増産される。

のEPO精製に大きな成果を上げたのが、当時、熊本大学医学部にいた宮家隆次博士の研究グループだ。1960年代から研究を始めた宮家博士は、1976年に再生不良性貧血患者の尿2.5トンから10ミリグラムの純化したEPOを精製することに成功した。

その後、この成果を基にEPOの遺伝子解析が行われ、現在のEPO製剤として大量生産されるに至った。EPOの製剤化という金字塔は、日本人研究者のたゆまぬ研究の積み重ねによってもたらされたものだった。（P104〜105コラム参照）。

腎臓は体内ネットワークの要

全身に酸素を行き渡らせるために欠かせないメッセージである、EPO。体に酸素を取り込む「肺」や、血液を全身に巡らせる「心臓」ではなく、一見、酸素と関わりがなさそうな「腎臓」が、こうしたメッセージを出す役割を担っているのは、一体どうしてなのだろうか。

その答えを探るためには、EPOが腎臓の中のどこから出ているのかを知る必要がある。実は、腎臓の中の、どの細胞がEPOを出すのか、長年医学界の謎とされていた。それを明らかにしたのは、東北大学大学院医学系研究科酸素医学分野准教授の鈴木教郎博士だ。腎臓の中には「尿細管」と呼ばれる尿を運ぶ管が、ぎっしりと詰まっている。その管と管の"すき間"、「間質」と呼ばれる部分に、EPOをつくる「EPO産生細胞」が存在していた。

EPO産生細胞がこの場所にいる意義について、鈴木博士とともに研究を行った東北大学大学院医学系研究科医化学分野教授の山本雅之博士は次のように語る。

「腎臓の間質は、もともと酸素の供給量が高くなく、低酸素の状態にあります。また、隣にいる尿細管の細胞は尿をつくるためにたくさんのエネルギーが必要で、多くの酸素を消費することが分かっています。そのため、EPO産生細胞

の周辺では急速に酸素濃度が下がりやすい。腎臓の中の、この場所は、体に酸素が足りなくなったときに、いち早く感知できる環境になっているのです」(P106〜109コラム参照)。

つまり、EPO産生細胞がいる場所は、全身の中でも最も酸素が不足しやすい場所であり、だからこそ、酸素の"見張り番"として働くのに最適だというわけだ。

これまで人体の仕組みといえば、脳が全身に指令を送り、他の臓器はそれに従っているだけ、というイメージが強かった。しかし、実際にはあらゆる臓器がメッセージとなる物質を放出し、他の臓器といわば会話をしながら全身を調節していることが次々と分かってきている。体内には、巨大な情報ネットワークがあるのだ。

これらのメッセージ物質を全身に運び、しかるべき臓器と臓器の会話を可能にしているのが、情報回路の役割を担っている血管網である。そして、その血管がひときわ密なのが腎臓だ。腎臓は「血液の管理者」ともいうべき存在であり、命の根幹に関わる数多くのメッセージ物質を放出して、体の中を常にコントロールしていることが分かってきた。腎臓は"体内のネットワークの要"ともいえる臓器なのだ。

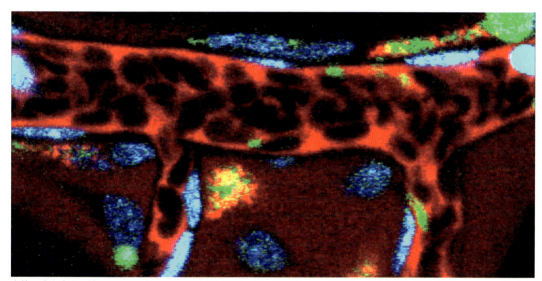

血管の中を大量に流れる黒い円盤状の物質が赤血球だ。青：細胞核、緑：細胞質、赤：血流。生体血管。　画像：西村智博士

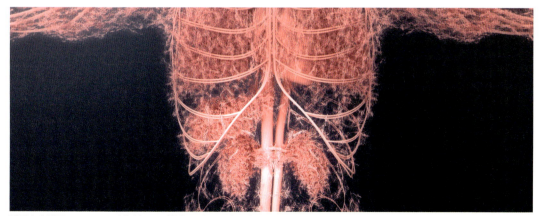

臓器から臓器へメッセージ物質を運ぶ情報回路の役割を担っているのが血管網だ。その血管がひときわ密なのが腎臓であり、人体ネットワークの要として体内環境をコントロールしている。

EPO による赤血球の増産 1 (CG)

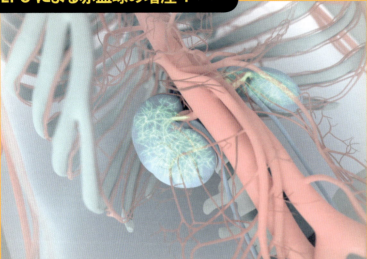

1.
腎臓は腰の少し上あたりに位置し、握りこぶしをひと回り小さくしたくらいの大きさだ。

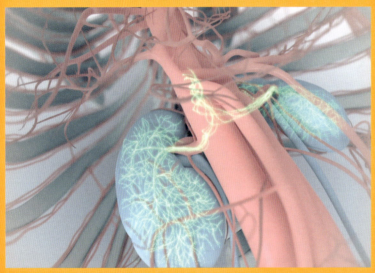

2.
体の中で酸素が不足していると、腎臓はすぐに反応する。

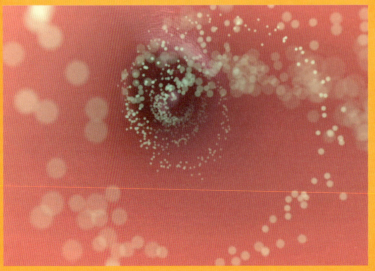

3.
酸欠状態になると腎臓は、大量に物質を出し始める。これがEPOだ。

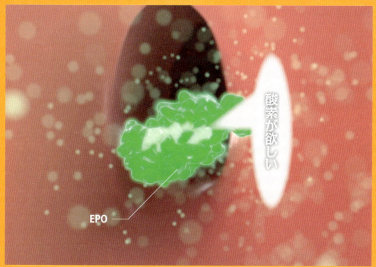

4.
腎臓が出すEPOは、「酸素が欲しい」というメッセージだ。

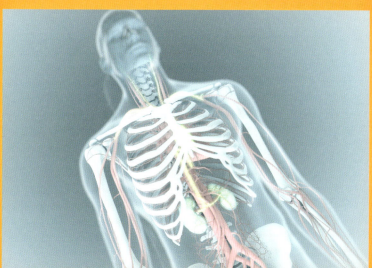

5.
腎臓から放出されたEPOは血液の流れに乗る。

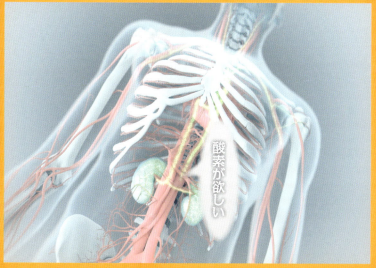

6.
血流に乗って全身に広がっていくEPO。

EPO による赤血球の増産 2 (CG)

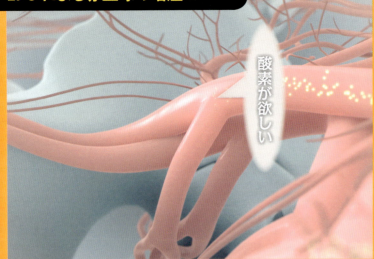

7.
血管の中を移動するEPO。

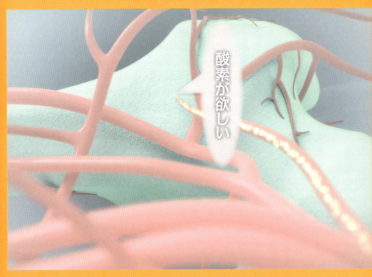

8.
EPOは骨に到達する。

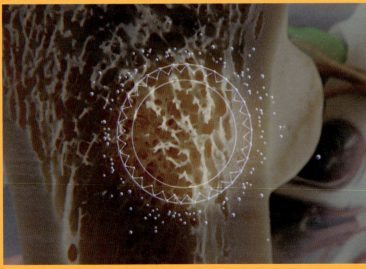

9.
EPOは、骨の内部の空洞を満たしている骨髄に入っていく。

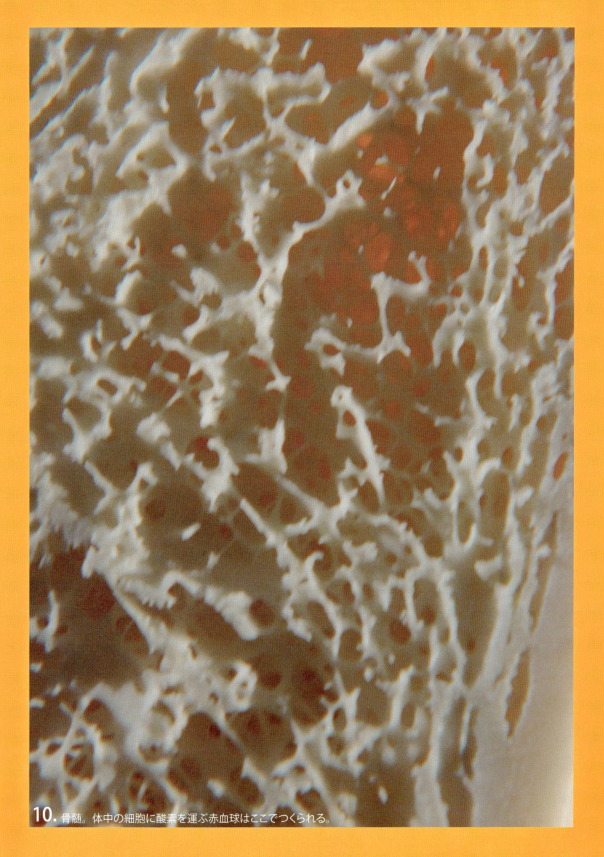
10. 骨髄。体中の細胞に酸素を運ぶ赤血球はここでつくられる。

EPO による赤血球の増産 3 (CG)

11. EPO は赤血球の前身となる細胞（赤血球前駆細胞）に、「酸素が欲しい」というメッセージを伝える。

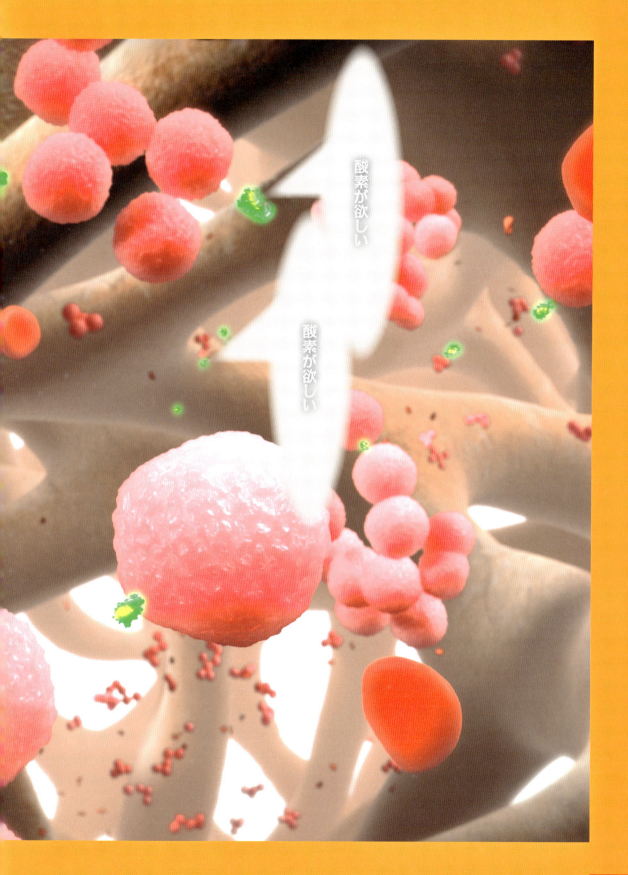

EPO による赤血球の増産 4 (CG)

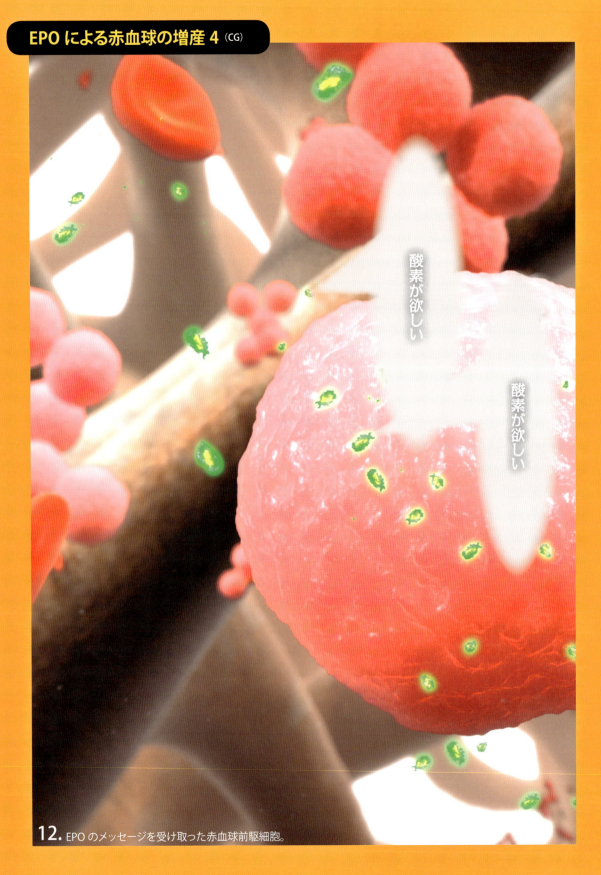

12. EPO のメッセージを受け取った赤血球前駆細胞。

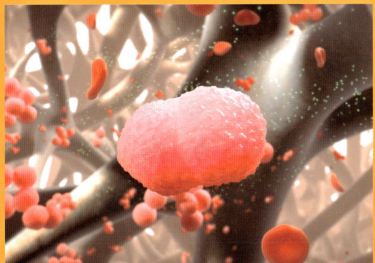

13.
メッセージを受け取った赤血球前駆細胞たちの増殖が加速する。

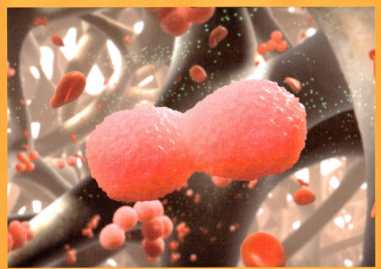

14.
分裂中の赤血球前駆細胞。

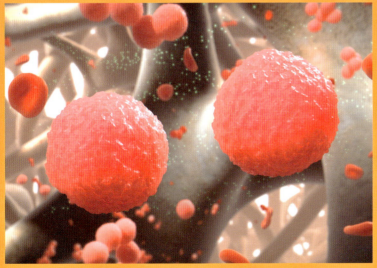

15.
増殖していく赤血球前駆細胞。これらがやがて赤血球となり、体の隅々に酸素を運んでいく。

EPO による赤血球の増産 5 (CG)

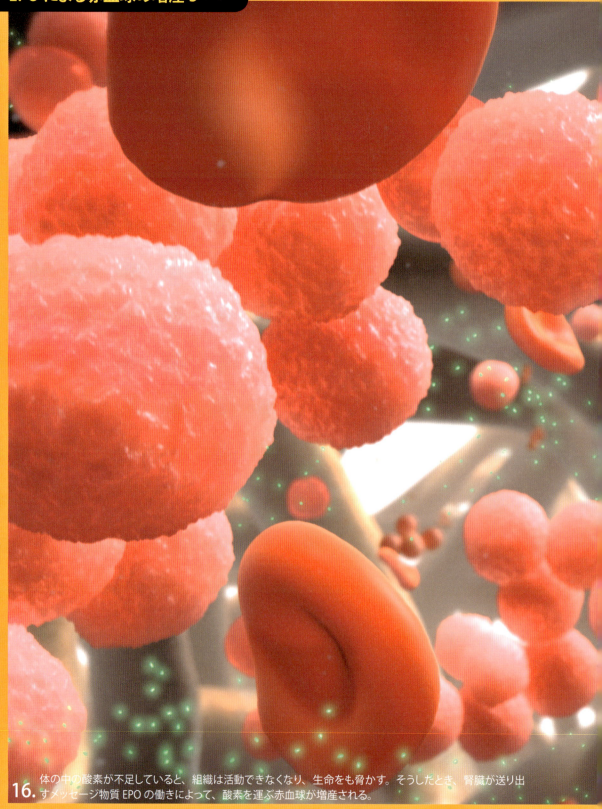

16. 体の中の酸素が不足していると、組織は活動できなくなり、生命をも脅かす。そうしたとき、腎臓が送り出すメッセージ物質 EPO の働きによって、酸素を運ぶ赤血球が増産される。

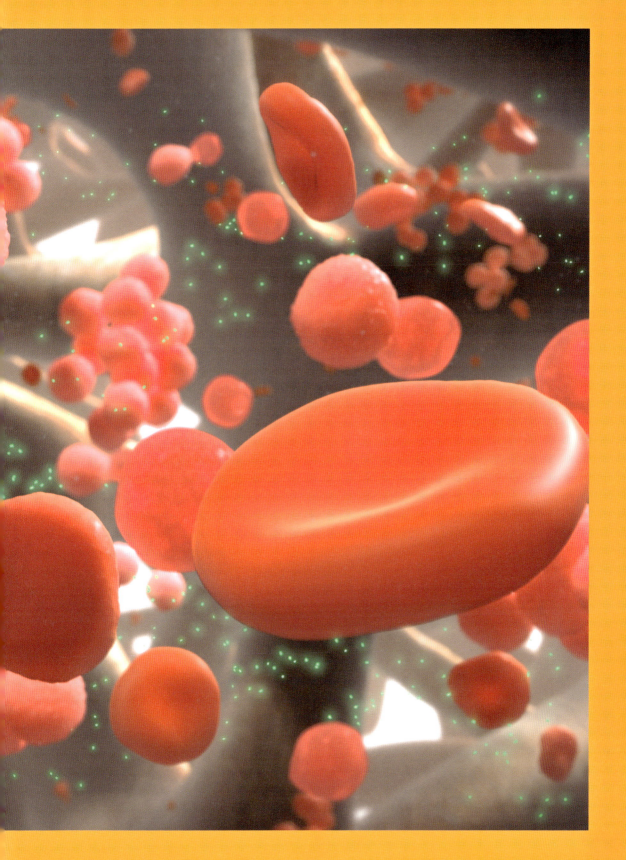

EPO精製への道　～日本人研究者が果たした功績～

現在、世界中で約200万人が恩恵を受けているEPO（エリスロポエチン）製剤。腎臓から分泌されるEPOが、治療薬として開発されるに至った背景には、日本人研究者の飽くなき挑戦があった。

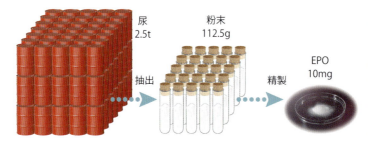

2.5トンから10ミリグラム

宮家博士は、再生不良性貧血患者の尿2.5トンから抽出したEPO含有粉末112.5グラムを持って渡米し、最終的に10ミリグラムの純化したEPOの精製に成功した。この純化標本をもとにEPOの遺伝子解析が行われ、EPO製剤開発の道が開かれることになった。

EPO解明への道のり

　腎臓は尿をつくるほかにも、さまざまな役割を担っている。その1つが、全身に酸素を運ぶ細胞・赤血球の産生量を調節する機能だ。何らかの原因で体に十分な酸素が行き渡らなくなると、腎臓はEPO（エリスロポエチン）を分泌して、赤血球をつくるように促す。

　赤血球の産生に関わる研究は長い歴史がある。1900年代初頭、動物実験によって赤血球を増やす何らかの物質が存在することが浮かび上がり、EPOという名前だけが先につけられた。

　1957年には、腎臓を取り出したラットで赤血球がほとんどつくられないことが報告され、「EPOは腎臓でつくられる」ことが分かった。しかし、EPOがどんな物質であるかは依然として分からないままだった。

　1960年になるとEPOを取り出し、精製しようとする試みが世界中で始まった。しかし、血漿中に微量しか存在しないEPOを取り出すことは極めて困難だった。そこに突破口を開いたのは、ある日本人研究者たちの地道な努力だった。

おしっこと格闘する日々

　その研究者が、宮家隆次博士である。宮家博士は1960年代、在籍していた熊本大学医学部第二内科において、再生不良性貧血患者の尿からEPOを精製する試みを開始した。

　再生不良性貧血とは、骨髄の異常により赤血球がつくれなくなってしまう病気だ。赤血球が減ると全身が酸素不足に陥り、腎臓からは大量のEPOが放出される。しかし、患者の骨髄はこれに反応することができず、赤血球は増えないままだ。そのため、血液には常に大量のEPOがあふれかえった状態になる。その一部が尿に漏れ出てくると予想された。

　そこで宮家博士らは再生不良性貧血で入院している患者から尿を提供してもらうことにした。患者には冷蔵庫の中の瓶に尿をためてもらい、それを毎朝回収して、低温室で処理していく。毎日10～15リットルの尿を処理するため、夜遅くまで作業を続けたという。

　当時、宮家博士のもとでEPO精製の研究に従事した河北誠博士（現・熊本第一病院理事長）は、「予備実験でも使ったので、処理したおしっこの総量はおそらく20トンを超えていたと思います。ひたすらおしっこを集め、土日も祭日も関係なく作業を続ける日が何年も続きました。低温室で処理するので匂いはしないのですが、電気系統が故障すると、それはひどい匂いになります。医局の女性には『先生、おしっこくさい』とよくいわれました。いま思えば研究生活のほとんどがおしっことの格闘だったような気がします」と苦笑まじりに回想する。

　こうした作業を休むことなく継続した結果、1974年までにかなり純度の高いEPOを取り出すことができた。そこで、宮家博士はEPO含有粉末112.5グラムを携えてアメリカ・シカゴ大学に留学、当時、EPO研究の世界的な権威として知られていたゴールドワッサー博士のもとでさらに研究を進めることにした。

　当時、アメリカでは患者からの安定した尿の提供を受けることができず、動物の血漿からEPOの

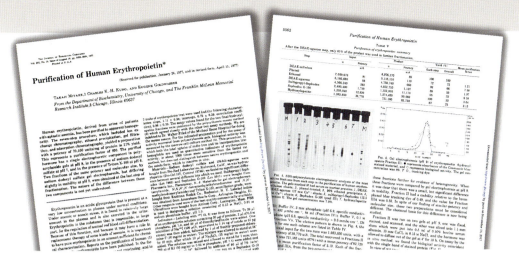

EPO 精製の成功を報告した 1977 年の論文

論文名：Purification of human erythropoietin（Miyake T, Kung CK, Goldwasser E: J Biol Chem. 1977; 252: 5558-5564）
1977 年に、生化学系の学術雑誌「Journal of Biological Chemistry」に掲載されたこの論文は、現在でもなお高い評価を受けている。著者名の筆頭が宮家隆次博士になっている。

抽出・精製を行っていた。しかし、活性の高い EPO を得ることができず、研究が行き詰まっていた。宮家博士が渡米した際、初めはほとんど期待していない様子を見せていたゴールドワッサー博士だが、持ち込まれた EPO の活性（赤血球を増やす効果の度合い）を調べたところ、その質の高さに目の色を変えたという。それから研究室をあげての精製が始まり、ようやく 1976 年、混じりけのない EPO の精製に成功した。この成果は 1977 年に論文として発表され、世界中の注目を集めた。

宮家博士の実験ノートには、長年の EPO 精製の過程が几帳面に、びっしりと細かく記録されている。河北博士は、「宮家先生のノートは、書いてあるとおりにやれば、誰が実験をやっても完璧に同じ結果が得られる」という。

EPO の劇的な効果

その後、EPO の構造が解明され、遺伝子組換え技術を用いて、動物細胞に EPO をつくらせることが可能になり、治療薬としての研究が始まった。慢性腎不全患者では、腎臓が EPO を出せなくなることから、赤血球が極度に減少する（腎性貧血）。人工の EPO はその特効薬として期待されていた。

新薬が世に出るには、人を対象に有効性と安全性を調べる「治験」というプロセスが欠かせない。EPO の最初の治験の成績は 1987 年に報告された。重症腎不全による貧血の患者に対して EPO を投与したところ、赤血球数が急激に増加して、明らかに貧血が改善することが分かった。治験前は「薬にはさほどの効果はないだろう」とする否定的な見方もあったが、結果はほぼ 100％の患者で有効性が認められるという、劇的なものだった。

そして、国内では 1990 年に腎性貧血治療薬として EPO 製剤が認可された。この薬が出るまでは、極度の貧血による全身症状に悩まされ、赤血球輸血を繰り返していた腎性貧血の患者たちが、定期的に薬の注射を受けるだけで、元気に生活できるようになったのだ。現在、EPO による治療の恩恵を受けている患者は世界中で約 200 万人、日本だけでも約 30 万人といわれている。

多くの患者に届けられた EPO。宮家博士らによる地道な研究の賜物といえるが、河北博士は患者の協力も忘れてはならないと語る。

「熊本大学医学部第二内科は血液疾患の研究に力を入れており、再生不良性貧血の患者が多数入院していました。その方々が日々の蓄尿に快く協力してくださったから、私たちの研究も可能だったのです。患者たちこそ、真の功労者というべきかもしれませんね」

宮家博士らが、再生不良性貧血患者の尿 2.5 トンの抽出物から得た EPO の量は、最終的に 10 ミリグラムだった。混じりけのない EPO を取り出すために、1,000 ミリリットルのペットボトル 2,500 本分の尿を処理したことになる。まさに、研究者たちの地道な努力が患者に福音をもたらしたといえるだろう。

EPO 産生細胞の発見

EPO（エリスロポエチン）は、腎臓のどの細胞でつくられているのか。その答えにたどり着いた日本人研究者は、さらに驚くべき秘密を解き明かした。

「すき間」の細胞が EPO をつくる

　赤血球の産生量を調節するエリスロポエチン（EPO）が腎臓でつくられることは早くから知られていた。1970年代には日本人研究者の努力により EPO の精製に成功。その後、構造決定から遺伝子の取り出し、遺伝子組換え技術を用いた EPO 製剤の開発、貧血治療への応用と、研究は急速に進んだ。一方で複雑な構造を持つ腎臓の中で、どの部分から EPO が出ているのかは依然として不明のままで、

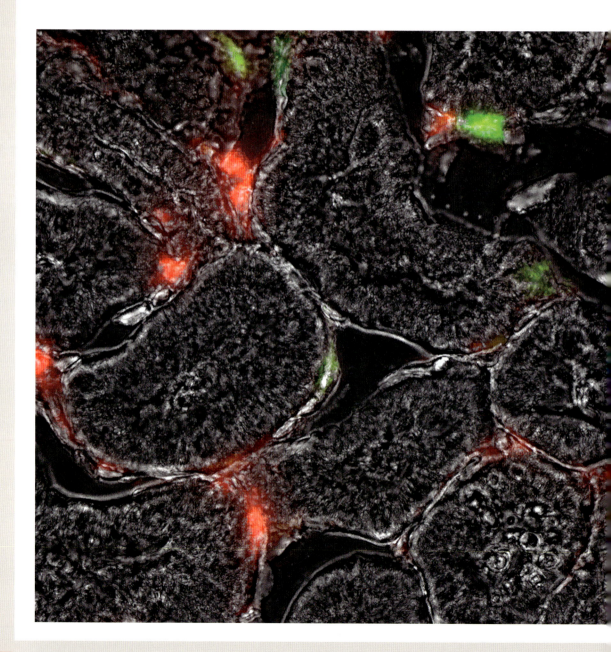

医学界の謎だった。EPOができると速やかに血液中に移動するため、EPOを検出する実験的な技術を確立すること自体が難しかったのである。

しかし、この謎が2008年、日本人研究者によって解明される。現在、東北大学大学院医学系研究科に在籍する山本雅之博士や鈴木教郎博士らの研究グループが最新の遺伝子組換え技術を採り入れて動物実験を行った結果、EPO産生細胞の存在する場所がようやく明らかになった。

研究グループは、顕微鏡で観察するとEPO産生細胞が光って見えるように、蛍光物質を組み込んだEPO遺伝子をマウスに導入した。すると、EPO産生細胞は尿細管と尿細管のすき間を埋める間質という組織で見つかった。

EPOをつくっていたのは、糸球体や尿細管といった腎臓の主体をなす細胞ではないという事実は、世界中の研究者を驚かせた。

「腎臓の間質というのは、血管や糸球体、尿細管といった機能的に重要な構造物の間を埋める支持組織と考えられていました。つまり、ただのすき間の組織と思われていたところに、EPO産生という興味深い働きをする細胞が認められたわけです」と鈴木博士は述懐する。

また、その後の研究で、EPO産生細胞の中でも、平常時にEPOをつくっている細胞はごくわずかで、生体が低酸素状態に陥ると、これに反応してEPOを産生し始める細胞が増えることも分かった。つまり、EPO産生細胞にはONとOFFのときがあり、体内の酸素が足りなくなると、少しずつONになる細胞が増えるというわけだ。

慢性腎臓病とEPO産生細胞の関係

その後、EPO産生細胞の性質を探る研究が進められ、腎臓病で見られる「線維化」という病態に、EPO産生細胞が深く関わっていることも明らかになった。線維化とは、臓器や組織の障害に伴って、コラーゲンなどが過剰に蓄積し、組織が硬くなってしまう状態を指す。

腎臓病が慢性化する主な原因として、糖尿病や高血圧、慢性糸球体腎炎などが挙げられるが、原因疾患にかかわりなく、腎臓病が進行すると、線維化が生じ、腎臓の機能が損なわれていく。

腎臓の線維化が生じる際、そのもとになる細胞は何なのか――。

この研究で先鞭をつけたのは、京都大学大学院医学研究科の柳田素子博士の研究グループだった。柳田博士らは、東北大学で開発された遺伝子

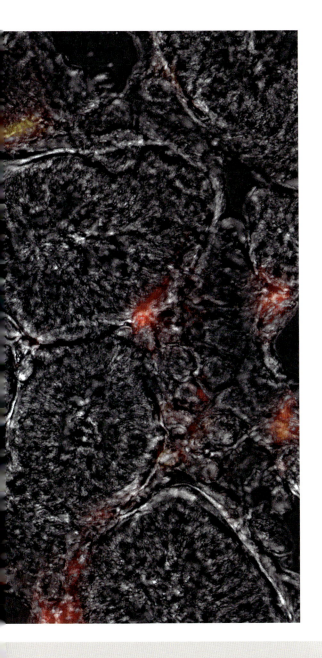

◀ **EPO産生細胞**
尿細管のすき間で赤・緑に光っているのがEPO産生細胞。赤色の細胞はEPOをつくっていないOFF(オフ)の状態で、緑色の細胞はEPOをつくっているON(オン)の状態を示す。
画像：鈴木教郎博士

改変マウス（EPO産生細胞が蛍光を発するマウス）を用いた研究により、EPO産生細胞が硬い線維状の細胞、いわば「悪玉細胞」に変化することで腎臓の線維化が生じることを突き止めた。

一方、山本博士らは、遺伝子改変マウスを貧血状態にし、さらに尿管を縛って腎臓に炎症を誘発させるという実験を行った。すると、炎症でマウスの腎臓に線維化が起こり、線維成分であるコラーゲンが著明に増加するとともに、炎症性物質がさらに増加するという悪循環をきたした。しかも、高度な貧血で低酸素状態にあるにもかかわらず、EPOの産生力は大きく低下した。そしてこのとき、EPO産生細胞は「悪玉細胞」へと変化していた。

EPO産生細胞が示す善悪2つの顔

これらの研究により、腎臓に炎症のような有害刺激が加わると、EPO産生細胞が「善玉」から「悪玉」に変わってしまうことが分かった。悪玉化した細胞は「筋線維芽細胞」と呼ばれているが、このように細胞の持つ本来の特徴が大きく変化し、異なる性質を持った細胞になることを「形質転換」という。

EPO産生細胞が形質転換するだけでなく、さらに興味深い事実も判明した。尿管を縛って炎症を誘発させたマウスで、完全に線維化する前に縛りを解除したのである。すると驚いたことに、低下していたEPOの産生力が、正常マウスと同じレベルまで回復した。また、抗炎症薬のステロイドを投与すると、EPO産生細胞の産生力はさらに促進されたのだ。

つまり、炎症によりEPO産生細胞が「悪玉細胞」に変化して腎臓に障害をきたしても、炎症を抑制するとEPO産生細胞は本来の「善玉細胞」に復帰するというのである。

山本博士は「EPO産生細胞は環境に応じて善悪両方向に変化することが分かりました。さらに、EPO産生細胞は高い回復力を持っており、炎症をコントロールしてEPO産生細胞の『善玉』の性質を維持していくことが、腎臓の線維化を抑えるには重要であることが示されました。これは慢性腎臓病の発症・進行を抑制する治療法を探索するうえで大きなヒントになると思います」と語る。

現在、腎臓病の進行を食い止めるためにEPO産生細胞の機能を回復させる治療法も模索されている。EPO産生細胞の発見から始まった研究は、さらなるステージに進もうとしている。

「善玉」と「悪玉」のEPO産生細胞

EPO産生細胞は低酸素状態になるとEPOをつくり始め、赤血球が増産される。一方、腎臓が障害されて炎症が起こると、EPO産生細胞は「悪玉細胞」に変化し、線維化が進行する。炎症を抑制すると、EPO産生細胞のEPO産生力は回復する。

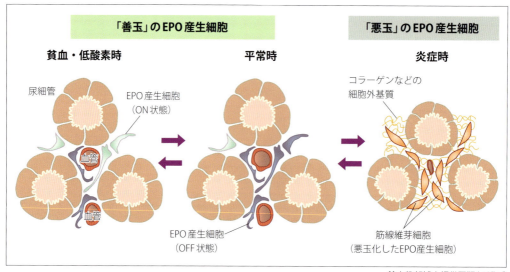

鈴木教郎博士提供図版より作成

「悪玉」のEPO産生細胞による腎障害の進展

EPO産生細胞が「悪玉細胞」に変化すると、EPOを産生する力が大きく減少する。
同時に、線維化のもとになるコラーゲンやさらなる炎症を引き起こす物質が大量につくられる。

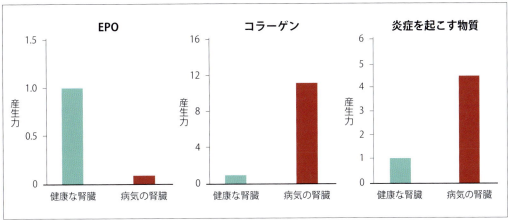

東北大学大学院医学系研究科のプレスリリース掲載図版をもとに作成

EPO産生細胞の驚異の回復力

病気の腎臓ではEPO産生細胞のEPO産生力は著しく衰えるが、炎症を抑えると本来の力が蘇った。

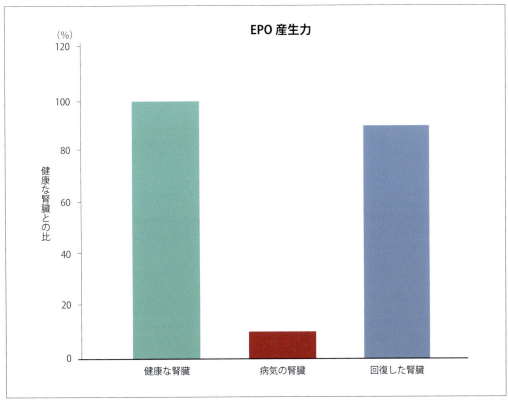

東北大学大学院医学系研究科のプレスリリース掲載図版をもとに作成

Part 2
腎臓の手術で重症の高血圧が治る！大注目の最新治療

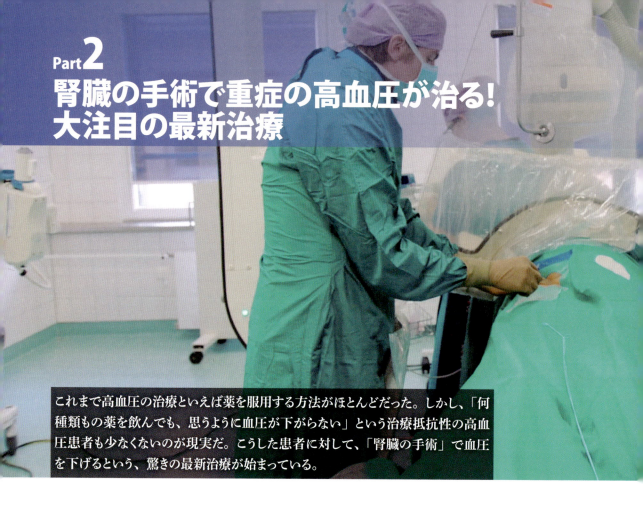

これまで高血圧の治療といえば薬を服用する方法がほとんどだった。しかし、「何種類もの薬を飲んでも、思うように血圧が下がらない」という治療抵抗性の高血圧患者も少なくないのが現実だ。こうした患者に対して、「腎臓の手術」で血圧を下げるという、驚きの最新治療が始まっている。

薬が効かない高血圧

　ドイツのある病院。いま、世界中から注目されている最先端の治療が行われている。ターゲットは、高血圧——。

　患者のユルゲン・ミッデンドルフさんは長年、重症の高血圧に悩まされ、以前、通っていた病院では手の施しようがないといわれ、この病院を訪れた。ミッデンドルフさんが患っているのは、何種類もの血圧を下げる薬（降圧剤）を同時に飲んでも、目標の血圧まで下がらない「治療抵抗性高血圧」だ。

　「ひどいときには、薬を飲んでも上の血圧（収縮期血圧）が200mmHgや215mmHgということもありました」とミッデンドルフさんは顔を曇らせる。実は、高血圧患者のうちでも、こうした治療抵抗性のケースは少なくない。

　2003〜2008年に実施されたアメリカの国民健康・栄養調査（NHANES：National Health and Nutrition Examination Survey）によると、治療抵抗性高血圧の頻度は治療中の高血圧患者の12.8％に上ると報告されている。

　ミッデンドルフさんの治療にあたるライプチヒ心臓センターの心臓専門医であるフィリップ・ルーツ医師は、「日々の診療でこうした患者の問題に直面しています」と打ち明ける。

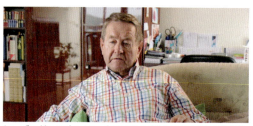

ミッデンドルフさんは、血圧を下げるための薬を何種類も服用していたが、「効果はほとんどなかった」と語る。

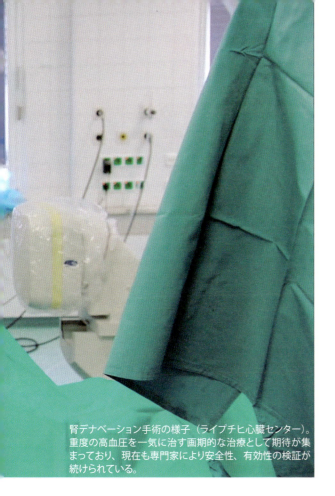

腎デナベーション手術の様子（ライプチヒ心臓センター）。重度の高血圧を一気に治す画期的な治療として期待が集まっており、現在も専門家により安全性、有効性の検証が続けられている。

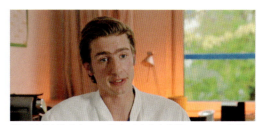

「治療抵抗性高血圧の治療は大きな課題の1つ」と語るライプチヒ心臓センターの心臓専門医、フィリップ・ルーツ医師。

静かな殺し屋

　高血圧とは、繰り返し測っても血圧が正常より高い状態のことをいう。心臓が縮んで血液を送り出したときに最高の血圧（上の血圧：収縮期血圧）を示し、心臓が送り出す血液をためているときに最低の血圧（下の血圧：拡張期血圧）となる。日本高血圧学会が定めた基準では、上の血圧が140mmHg以上、もしくは下の血圧が90mmHg以上、あるいはその両方の場合に、高血圧と診断される。

　高血圧の状態が続けば、徐々に血管が傷み、弾力性や柔軟性が損なわれ、動脈硬化を進行させる。その結果、脳卒中や心筋梗塞、狭心症といった生命に関わる重大な病気を引き起こすリスクが高まってしまう。

　この高血圧が世界中でまん延している実態が浮かび上がっている。厚生労働省研究班が全国の住民を対象に実施した長期追跡研究NIPPON DATAによると、国内で高血圧とされる人は約4,300万人（2010年時点）。つまり、国民の3人に1人は高血圧ということになる。また、2013年に報告された世界保健機関（WHO）の統計では、25歳以上で高血圧と診断される人は、2008年に世界で10億人に達し、高血圧を原因として亡くなる人は年間940万人に上る。

　なぜ、こんなにも多くの人が高血圧で命を失っているのか──。その理由の1つとして、高血圧では自覚症状がほとんど現れないことが挙げられる。そのため、医療機関への受診が遅れたり、未治療のままでいることも多い。実際、厚生労働省の2014年の調査によると、治療を受けている患者数は約1,010万人。国内で、高血圧と見られている人は約4,300万人なので、3,000万人以上の人が未治療ということになる。

　このように、高血圧は自覚症状のないまま、知らず知らずのうちに進行し、やがて生命をも脅かす状態に陥ってしまうことから、「サイレントキラー（静かな殺し屋）」と呼ばれている。

腎臓のメッセージ物質レニン

　高血圧であることが分かり治療を受けたものの、薬が効かない──。こうした治療抵抗性高血圧の最新治療として、ライプチヒ心臓センターで行われているのが、腎臓に対する手術

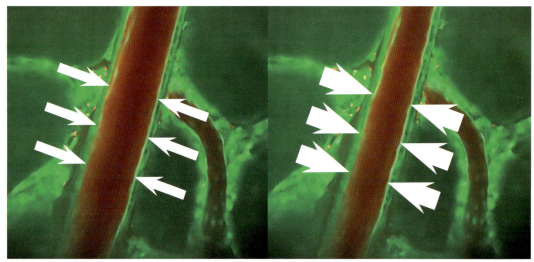

収縮する血管の生体イメージング。緑：細胞質、赤：血流。動脈の収縮。　　画像：西村智博士

「腎デナベーション（腎神経焼灼術）」だ。

　ミッデンドルフさんのように、何種類もの薬を飲んでも治らなかった高血圧患者に対して行われるもので、これまでコントロールできなかった高血圧を治療できる画期的な治療法として期待されている。

　ルーツ医師は「心臓の専門医である私が、患者に『腎臓の手術をします』というと、皆さん最初はびっくりします」と話す。

　確かに、血圧を調節しているのは、ポンプの役割をしている心臓のように思えるが、一体なぜ心臓ではなく腎臓を手術するのだろうか。

　「血圧はいくつかの要素でコントロールされています。その1つはもちろん心臓ですが、実はもっと大事なことがあります。それは、血管の状態と、それをコントロールする腎臓、さらに腎臓と心臓の会話です」とルーツ医師は説明する。体内のネットワークの要である腎臓は、尿をつくるだけでなく、血圧のコントロールにおいても中心的な役割を果たしているのである。

　血圧をコントロールするために、腎臓が全身に送っているメッセージ物質が「レニン」だ。腎

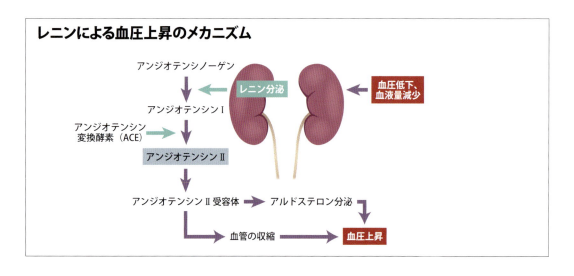

レニンによる血圧上昇のメカニズム

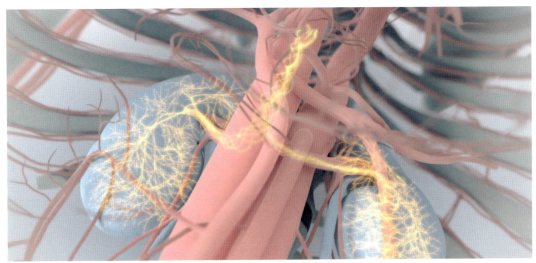
腎臓は血圧の低下を感知すると、血圧を上げるためのメッセージ物質レニンを放出する（CG）。

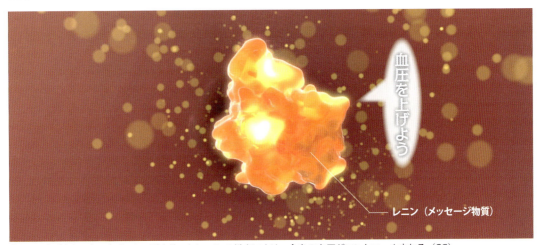
「血圧を上げよう」というメッセージを持ったレニンの働きにより、全身の血圧がコントロールされる（CG）。

臓は血圧を常に見張っていて、血圧が下がるとレニンを放出する。

　レニンが放出されると血液中で連鎖的に反応が起こり、最終的にアンジオテンシンⅡという物質がつくられる。このアンジオテンシンⅡが全身の血管を収縮させ、血圧を上昇させる。

　また同時にアンジオテンシンⅡは、血液量を増やすアルドステロンという物質の分泌を促し、血圧を上げる。レニンは複数の経路を通じて血圧を上げているのだ。そして、腎臓はレニンの放出量を変化させることで、全身の血圧を絶妙にコントロールしている。

　しかし、高血圧患者の多くでは腎臓がレニンを過剰に出していることが分かってきた。つまり、腎臓が血圧を上げようとするメッセージを出し過ぎているのだ。そのため高血圧の治療では、レニンによってつくられるアンジオテンシンⅡの作用を減らすために、「ACE阻害薬」や「アンジオテンシンⅡ受容体拮抗薬（ARB）」という薬などが用いられている。

高血圧を"手術で治す"最新治療

　腎臓はレニンを出すことで全身の血圧を常にコントロールしている。そのため、腎臓が暴走し

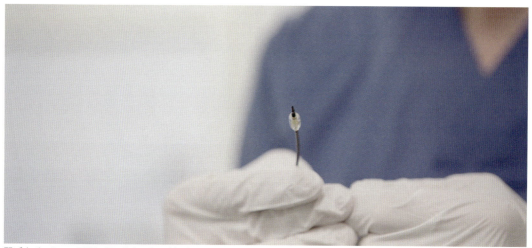

腎デナベーション手術に用いられる細い管（カテーテル）。

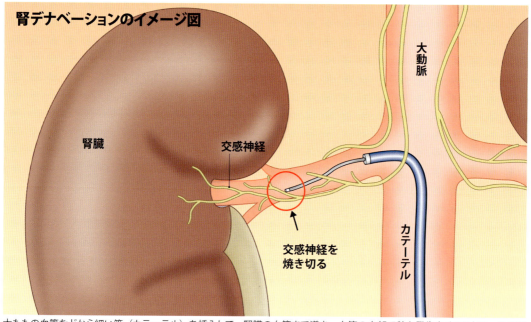

腎デナベーションのイメージ図

大動脈／腎臓／交感神経／交感神経を焼き切る／カテーテル

太ももの血管などから細い管（カテーテル）を挿入して、腎臓の血管まで導き、血管の内部で熱を発生させることで、その周囲にある交感神経の一部を焼き切る。

　てレニンを出し過ぎれば、高血圧になってしまう。そこで、腎臓を手術して正常に戻し、血圧を下げようというのが、腎デナベーション手術だ。

　腎臓がレニンを出し過ぎる原因の1つとなるのが、交感神経の異常な興奮だ。交感神経はいわゆる自律神経の一種で、全身の臓器とつながっており、通常は血圧を適正に保つために働いている。しかし、高血圧患者では交感神経が異常な興奮を起こしているため、これが悪影響を与えて、腎臓がレニンを過剰に出してしまうことが分かってきた。

　そこで手術では、腎臓の交感神経をターゲットにする。太ももの血管から細い管（カテーテル）を入れて、腎臓の血管まで導き、先端部分から熱を発生させる。血管の周囲には、巻きつくようにして交感神経が通っている。神経は血管

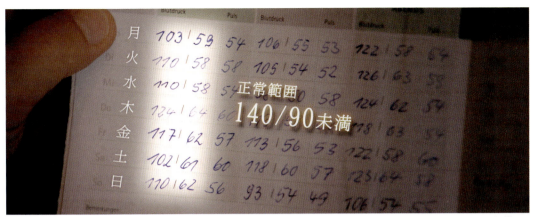

腎デナベーションを行った結果、ミッデンドルフさんの血圧は正常範囲（収縮期140mmHg未満／拡張期90mmHg未満）に収まった。

よりも熱に弱いため、血管を傷つけることなく、交感神経の一部だけを焼き切ることができ、異常な興奮を鎮められるのだという。

ずいぶん大がかりな手術にも聞こえるが、実は狭心症や心筋梗塞の治療として広く行われているカテーテル治療と似たやり方で、体への負担が少ないのも特徴だ。

腎デナベーションは、ヨーロッパやオーストラリアを中心に盛んに行われ、大きな成果を出してきた。アメリカで行われた大規模臨床試験で思うような結果が出ず、一時停滞した時期もあったが、その後も世界中で臨床試験が進められ、2017年の欧州心臓病学会では、国際共同研究により腎デナベーションの効果が再確認された。

この国際研究に参加した自治医科大学内科学講座循環器内科学部門教授の苅尾七臣博士は、こう語る。「すべての高血圧患者に同じように効果があるわけではなく、効果が出やすい患者と、出にくい患者がいることが分かってきました。その見極めが今後の重要な課題とされています。例えば、日本人に多い『早朝・夜間高血圧』の患者には高い効果が期待できると考えられています」

腎デナベーションが血圧を下げるメカニズムは、レニン以外の要素も関わっていると考えられており、現在も研究が続けられている。

臨床の現場で治療を続けるドイツのルーツ医師は、腎デナベーションの効果の高さに確かな手ごたえを感じている。「私たちの施設では、既に200例の腎デナベーションを行っています。長年、高血圧を患っていた高齢者でも、65％の人で効果が得られました。この治療法に適した患者を判別し、早い段階で腎デナベーションを行った場合にはそれが85％へと上がります。そして治療の効果は、少なくとも2～3年は続くことが分かっています」

実際、手術を受けたミッデンドルフさんは、「手術前は上の血圧（収縮期血圧）が200mmHgを超えていたのに、手術の後はすべて正常値の範囲に収まるようになりました。さらにうれしいのは、薬も減らすことができたことです」と笑顔で話す。

ルーツ医師によれば、ライプチヒ心臓センターで実施した腎デナベーションにより、20～25％の患者が薬を減らせたという。「腎デナベーションの効果を完全に証明するには、まだ研究が必要です。しかし、この方法で血圧を下げられれば、多くの人の命を救えることは間違いありません」とルーツ医師は期待を寄せる。

腎臓の手術をすると、高血圧が治る。腎デナベーションは、腎臓という臓器が全身に対して大きな影響力を持っていることを、はっきりと教えてくれている。

腎デナベーション

カテーテル(細い管)を腎動脈に通し、その先端から熱を発生させ外側の交感神経を数か所焼灼して遮断する。

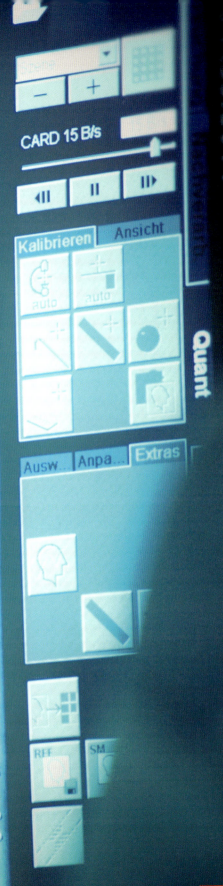

Part 3 血液の管理者：腎臓

腎臓の働きとして、誰もが思い浮かべるのは「尿をつくる」ということ。この尿をつくるときに、腎臓はもう1つ重要な仕事を果たしている。それは血液をこし取りながら行う「血液の成分調節」だ。他の臓器からの声を聞きながら、24時間365日、片時も休まず体にとって必要な成分を維持する腎臓は、"血液の管理者"だった。

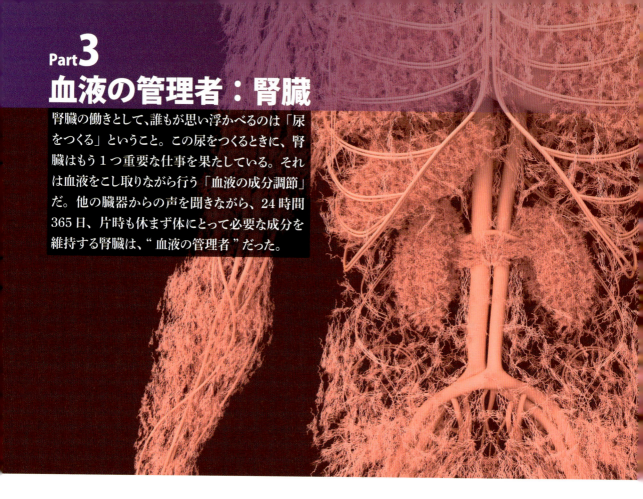

血液の4分の1は腎臓に

最も重要なところを意味する"かんじんかなめ"。漢字では「肝心要」または「肝腎要」と書く。つまり、「肝」や「心」と同様に、「腎」の働きは非常に重要だと昔から認識されていたということだ。

実際、腎臓の役割は「尿をつくる」ということだけではない。EPOやレニンといったメッセージ物質を放出し、赤血球の量や血圧をコントロールしている重要な臓器である。

実は、腎臓はこうした機能のほかにも、血液にまつわるさまざまな仕事をこなしている。体内のネットワークの情報回路である血液のすべてを取り仕切る"血液の管理者"ともいうべき存在なのだ。

人間の血液の量は、体重の約13分の1とい

われる。体重60キログラムの人なら、血液4.6キログラム。血液1リットルの重さは約1キログラムなので、体の中には約4.6リットルの血液が流れている計算だ。

そして驚くべきことに、心臓が送り出す血液のおよそ4分の1は、2つでわずか300グラムほどの小さな腎臓に流れているのである。その血流量は、毎分800〜1,200ミリリットルにもなる。

なぜ、こんなにも多くの血液が腎臓に集まるのか。それは、誰もが知る腎臓の役割である「尿をつくる」ことの裏に隠されたもう1つの仕事に関係している。

尿は、体を巡る老廃物を含んだ汚れた血液からつくられる。老廃物を含んだ血液は腎臓に流れ込み、腎臓を通過する中できれいな血液と老廃物などを含む尿に分けられ、尿は体外へ出ていく。

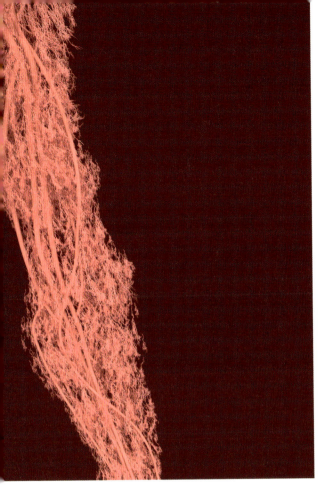

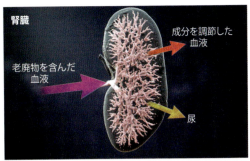

腎臓は尿をつくるだけではなく、血液中の成分を調節するという重要な役割を担っている。

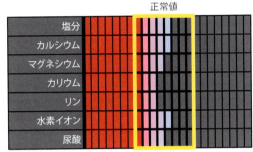

腎臓は塩分やカリウムなど、体に必要な成分を一定の割合に保つように管理・調節している。

　この一連の腎臓の働きを見ると、つい尿の生成のほうへ目が行きがちだ。しかし、体にとって尿の生成と同じくらい、もしくはそれ以上に重要なのは、"きれいな血液"をつくることだ。

少なくても多くてもダメ

　ここでいう"きれいな血液"とは、老廃物が除去されているということだけではない。血液中の塩分、カルシウム、カリウムといったさまざまな成分が、すべて適正な濃度になっていることが大切である。実は、これらをきめ細かく調節するのが腎臓の大きな役割だ。

　もし、こうした調節がうまくできなくなると、どのようなことが起こるのか。例えば、カリウムは、血圧が高くなるのを抑えたり、筋肉の収縮を促したりするなどの働きをしており、生きていくために欠かせないミネラルの1つだ。そのカリウムの量が不足すると、高血圧、疲労、筋力低下などの症状を招きやすくなる。ところが、血液中のカリウムの量が過剰になると、しびれ、知覚過敏、脱力感、不整脈などの症状が出る危険性がある。つまり、体に必要な成分は、少な過ぎても、多過ぎても生命に関わる事態が生じるのである。

　カリウムは野菜や果物など多くの食物に含まれており、日々の食事から常に入ってくるが、体内で過剰にならずに済むのは、取り込まれたカリウムのおよそ90%を腎臓が尿にして体外に排泄しているからだ。しかし、腎臓の働きが低下していると、カリウムを十分に排泄できなくなる。そのため、腎臓病の人は、カリウムを多く含むバナナなどの摂取が制限されることがある。逆にいえば、私たちが普段バナナを食べることができるのは、腎臓のおかげともいえるのである。

カリウム以外にも、塩分、カルシウム、マグネシウム、リン、水素イオン、尿酸など、血液中のさまざまな成分を、腎臓は管理・調節している。そして、血液中のこれらの成分はすべて、少な過ぎても多過ぎても健康に悪影響を及ぼす。血液に含まれるこうした成分を腎臓がきちんと管理しているからこそ、1つ1つの成分の量など気にせずに食事を摂ることができるのだ。全身を駆け巡ってきた老廃物を含んだ血液。腎臓はそこから尿をつくるとき、同時にあらゆる成分を絶妙にコントロールした血液もつくり出している。まさに"血液の管理者"の真骨頂といえる。

腎臓を捉えた！

血液の管理者である腎臓は、どうやって、そのような大仕事を成し遂げているのだろうか。

NHKスペシャル「人体」は、腎臓の仕事の"現場"を捉えるべく、電子顕微鏡撮影のエキスパートである旭川医科大学顕微解剖学分野准教授の甲賀大輔博士や、日立ハイテクノロジーズの技術者などの協力のもと、最新鋭の電子顕微鏡を使った特殊な撮影を実施。腎臓内部の微細な構造を立体的な映像として鮮明に捉えることに成功した。

そこに現れたのは、まさに私たちの体内に息づく腎臓のリアルな姿だ。世界でも類を見ない超高精細の3D電子顕微鏡画像の数々を目にし た研究者・技術者たちから、思わず感嘆の声が漏れた。

1つが握りこぶしほどの大きさの腎臓は、人体の中で最も複雑で精巧な構造といわれる。顕微鏡で腎臓の断面を徐々に拡大していくと、管のようなものが密集している中に、ところどころ不思議な形をした丸いものが見える。その直径はおよそ0.2ミリメートル。さらに拡大すると、毛玉のような形をしたものが見えてきた。これは、複雑に絡み合った毛細血管の塊だ。この小さな丸い玉こそが、血液から尿をこし出す働きをする「糸球体」だ。

さらに細かく見てみると、糸球体の表面には、タコのように足を伸ばした奇妙な形の「足細胞」がたくさん張りついているのが分かる。足の先端の太さは1マイクロメートル（0.001ミリメートル）以下という微細な構造をしている。足細胞はこの細い足を、隣の細胞の足と絡み合わせることで、糸球体の毛細血管を取り囲んでいる。

そのため、糸球体でこし出された尿は、さらに足細胞のすき間を通過することになる。つまり、足細胞が尿をつくる際のフィルターの役目をしているというわけだ。また、足細胞は糸球体の構造を維持する役割も担っている。足細胞は増殖や再生ができないため、この細胞が傷つくと、糸球体全体が壊れて硬くなり、フィルターの役目を果たせなくなる。腎臓の機能を維持するためにとても重要な細胞だ。

ではこうした複雑な構造を使って、どのように尿がつくられ、血液の成分調節が行われているのか、その仕組みを細かく見てみよう。

100万個のネフロンの集合体

腎臓には、体の中心を縦に流れる大動脈から枝分かれした腎動脈を通って血液が流れ込む。これは老廃物などが含まれた血液である。

腎臓では血管がさらに枝分かれして、最終的に細い毛細血管となる。この毛細血管とそれに連なるひとまとまりの小さな"装置"で尿はつ

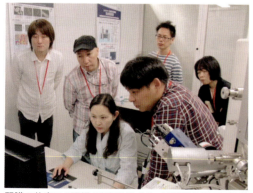

腎臓の仕事の"現場"を捉えるべく、最新鋭の電子顕微鏡を使った特殊な撮影を実施した（手前右が旭川医科大学の甲賀大輔博士）。

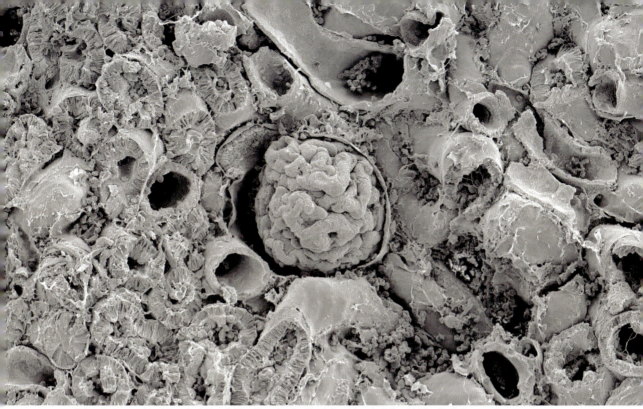

中央に見えるのが糸球体。糸球体は複雑に絡み合った毛細血管の塊。糸球体の外側の袋がボーマン嚢である。その周囲にあるたくさんの管のほとんどが尿細管だ。P125〜127参照。
画像：甲賀大輔博士／日立ハイテクノロジーズ／NHK

くられ、血液内の成分が調節されている。このひとまとまりの小さな装置を「ネフロン」と呼ぶ。

ネフロンを構成しているのが、「糸球体」、糸球体を袋のように包み込んでいる「ボーマン嚢」、ボーマン嚢からつながる「尿細管」である。ネフロンは個人差はあるものの、通常は1つの腎臓におよそ100万個もあるといわれる。つまり腎臓は、100万個のネフロンの集合体であり、それぞれのネフロンは独立して機能している。

ネフロンは、常にすべてがフル稼働しているわけではない。腎臓は非常に大きな余剰能力を持っている臓器で、例えば、健康な人がネフロンの半数を失ったとしても、ただちに生命の維持に支障をきたすことはない。だからこそ、2つある腎臓のうちの1つを腎臓病患者に提供する「生体腎移植」も行えるのだ。

「再吸収」という匠の技

さて、毛細血管の塊である糸球体に血液が流れ込むとどうなるか。ここで腎臓は、巧妙かつ精緻な仕組みを設けている。

糸球体を形成する毛細血管の壁（血管内皮）には無数の小さな穴が空いている。この穴の直

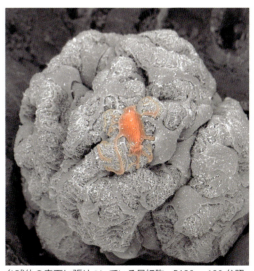

糸球体の表面に張りついている足細胞。P128〜129参照。
画像：甲賀大輔博士／日立ハイテクノロジーズ／NHK

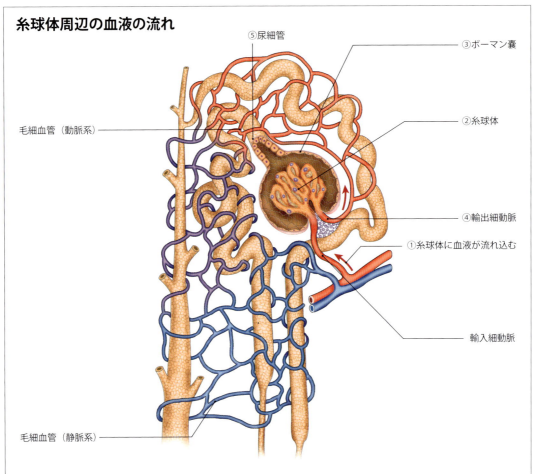

糸球体周辺の血液の流れ

① 汚れた血液は腎動脈から腎臓に入り、輸入細動脈を経て糸球体を形成する毛細血管に流れ込む。
② 糸球体の毛細血管で、血液はろ過される。
③ 血液中の小さな成分（老廃物や水分、ミネラルなど）は毛細血管の穴をすり抜け、ボーマン嚢の内側に入って尿の元となる。
④ 残りの血液成分（赤血球やたんぱく質など）は輸出細動脈から出ていく。輸出細動脈は再び毛細血管となって、尿細管に寄り添うように走行する。
⑤ 体に必要な成分（水分やミネラルなど）が、尿細管で再吸収され、毛細血管に戻される。その後、尿細管周囲の毛細血管が集まって最終的に太い腎静脈となり、成分調節された"きれいな血液"が腎臓から出ていく。

画像：イメージナビ

径は非常に小さいため、赤血球やたんぱく質のような大きな成分は通過することができない。一方、老廃物や水分、ミネラルなどの小さな成分は糸球体の毛細血管の穴や足細胞のすき間を通過してしまうため、糸球体を包むボーマン嚢内にこし出される。これが尿の元となる原尿だ。

原尿には老廃物だけでなく、糖分、ナトリウム、カルシウム、マグネシウムなど、体に大切な血液の成分がまだ多く含まれているため、そのまま排泄すると、必要な成分まで失われてしまうことになる。腎臓の仕事の本番はこの先にあるといえる。尿の生成と同時に、血液の成分調節を行う腎臓の神業がそこにある。

それを行う場所が、ボーマン嚢から続く尿細管という管だ。尿細管の直径は約20～30マイクロメートル、その内側には、「微絨毛」と呼ばれる細かな毛がびっしりと生えている。この微絨毛が行っているのが、体に必要な成分だけを吸

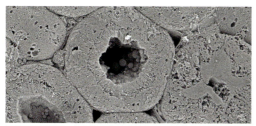

尿細管の断面。内側にびっしりと生えているのが微絨毛だ。P130〜131参照。
画像：甲賀大輔博士／日立ハイテクノロジーズ／NHK

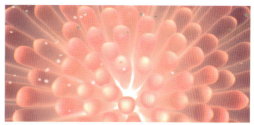

微絨毛にはポンプのような装置がついており、原尿から目的の成分をキャッチし、血管に戻す（CG）。

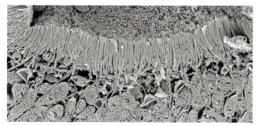

尿細管の微絨毛。体に必要な成分を再吸収する役割を持つ。P132〜135参照。
画像：甲賀大輔博士／日立ハイテクノロジーズ／NHK

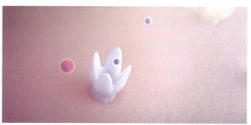

微絨毛の表面に並んでいるポンプは、それぞれ吸収する成分が決まっている（CG）。

収して血液に戻す「再吸収」という作業である。

微絨毛の1本1本には、さまざまな成分を吸い込むポンプのような装置がたくさん並んでいて、ポンプごとに吸収する成分が決まっている。例えば、体に塩分が必要なときは、塩分を吸収するポンプの働きが活発になる。こうした無数のポンプを巧みに操り、再吸収する量を絶妙に変化させているのだ。その後、微絨毛で再吸収された成分は、尿細管に寄り添うように走る毛細血管へと移動し、血液に戻される。

こうして行われる血液の成分調節は、実は、腎臓だけの判断で行っているわけではない。腎臓は、体中の臓器からのメッセージをしっかり聞き、情報を集める。例えば、血液中のカルシウムを調節する際には、喉の近くにある「副甲状腺」という小さな臓器や「骨」から出されたメッセージを受け取っている。これらの情報を基に、腎臓はポンプを制御して、原尿から再吸収する量を変化させているのだ。全身から情報を集め、体調や周囲の状況に応じて血液の成分を常に調節する。まさに、体の中に広がる巨大な情報ネットワークの要といえるだろう。

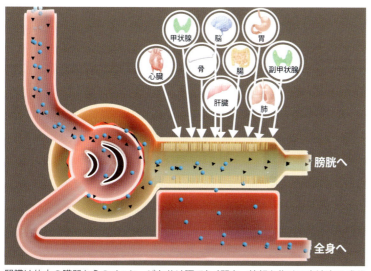

腎臓は体中の臓器からのメッセージを分け隔てなく聞き、情報を集めて血液中の成分調節を行う人体ネットワークの要といえる臓器だ。

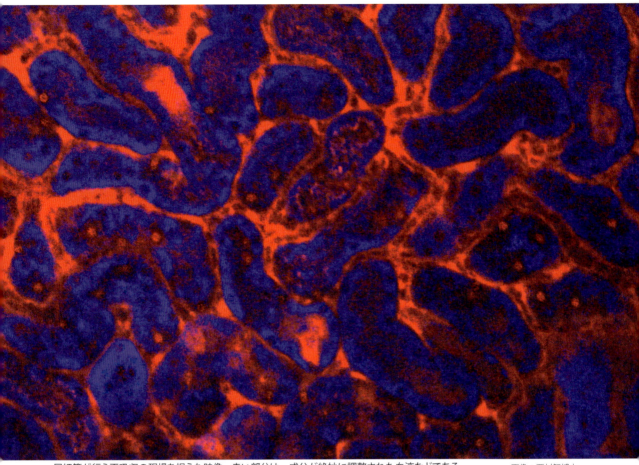

尿細管が行う再吸収の現場を捉えた映像。赤い部分は、成分が絶妙に調整された血液などである。　　　画像：西村智博士

腎臓は片時も休まない

　腎臓は体の中で最も血流が多い場所だ。そして、そこを流れる血液からこし出される原尿の量は、実に1日180リットルにも及ぶ。人間の血液量は4〜5リットルであるため、1日に何度も腎臓が血液をろ過していることになる。一方、実際に尿として排泄されるのは1日1〜2リットル。原尿の99%は再吸収され、血液に戻されている。つまり、私たちが普段見ている尿は、腎臓が行った膨大な仕事のほんの一部に過ぎないのだ。

　このように、腎臓は血液の管理者として24時間365日、片時も休むことなく常に働き続けている。

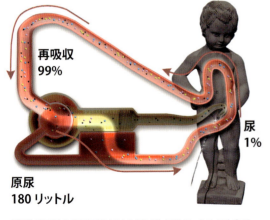

腎臓がろ過する原尿の量は1日に約180リットルにもなる。人間の血液量が4〜5リットルなので、腎臓は1日のうちに何度も血液のろ過を繰り返している。一方、1日に排泄される尿の量は1〜2リットル。原尿の99%は尿細管で再吸収されていることになる。

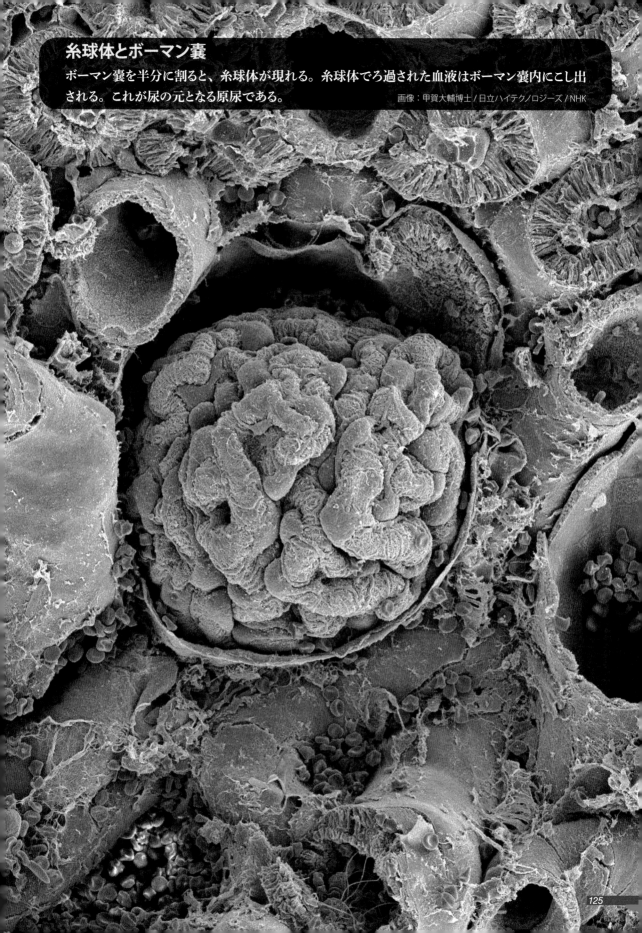

糸球体とボーマン嚢

ボーマン嚢を半分に割ると、糸球体が現れる。糸球体でろ過された血液はボーマン嚢内にこし出される。これが尿の元となる原尿である。

画像：甲賀大輔博士／日立ハイテクノロジーズ／NHK

糸球体

糸球体を形づくる毛細血管を覆う足細胞は、必ず別の足細胞の突起とかみ合わさってフィルター状の構造をつくる。赤血球や白血球、たんぱく質などの大きなものは通さず、老廃物や水分、ミネラルなどの分子が小さなものだけを通す仕組みになっている。

画像：甲賀大輔博士／日立ハイテクノロジーズ／NHK

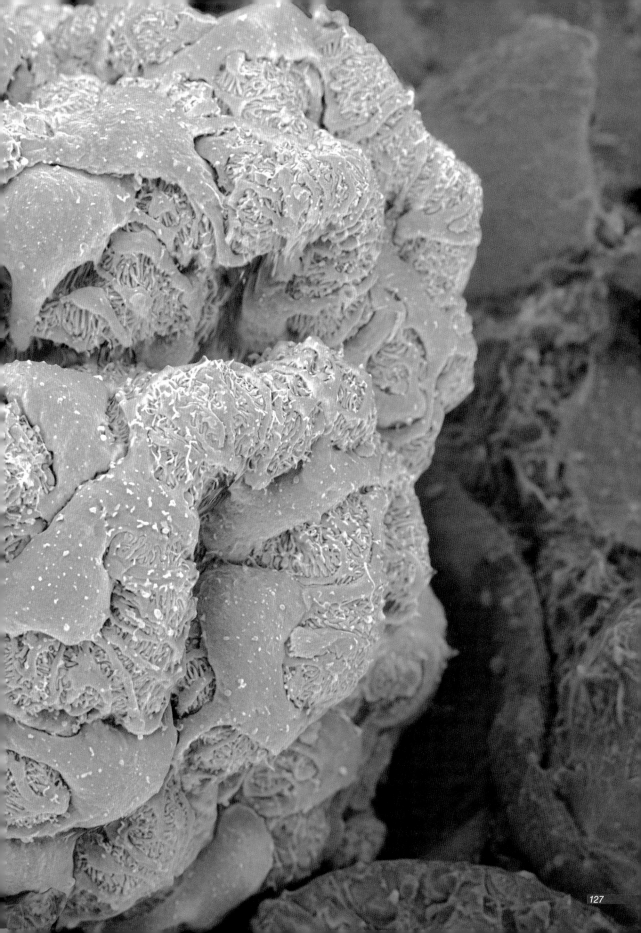

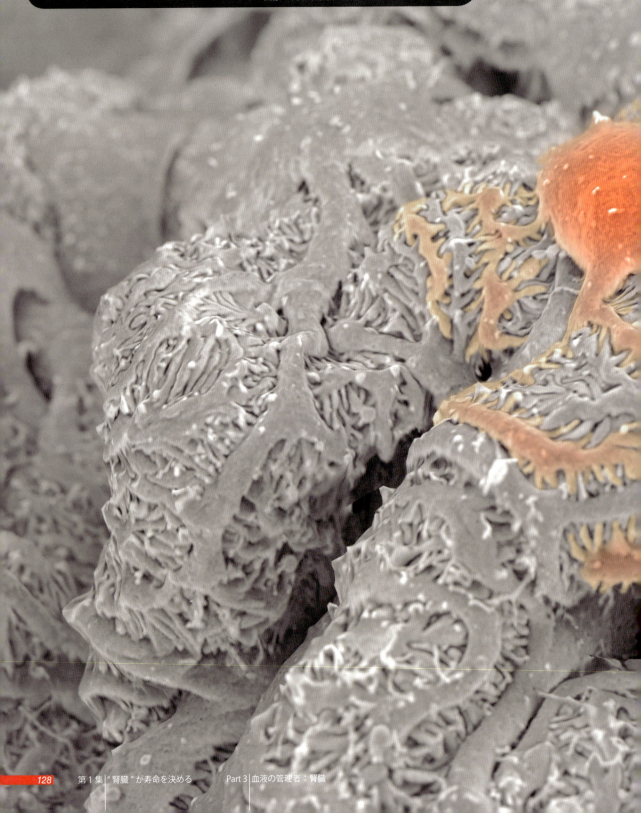

糸球体に絡みつく足細胞

足細胞の突起が、まるでタコの足のように糸球体の表面に絡みついている。足細胞は、血液をろ過して尿をつくる際のフィルターの役割を果たしている。

画像：甲賀大輔博士／日立ハイテクノロジーズ／NHK

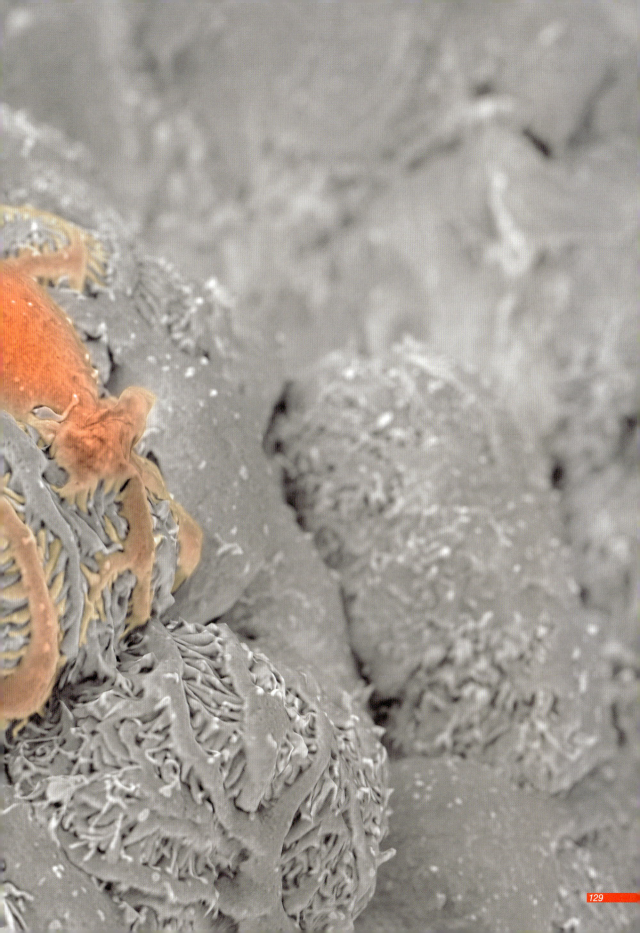

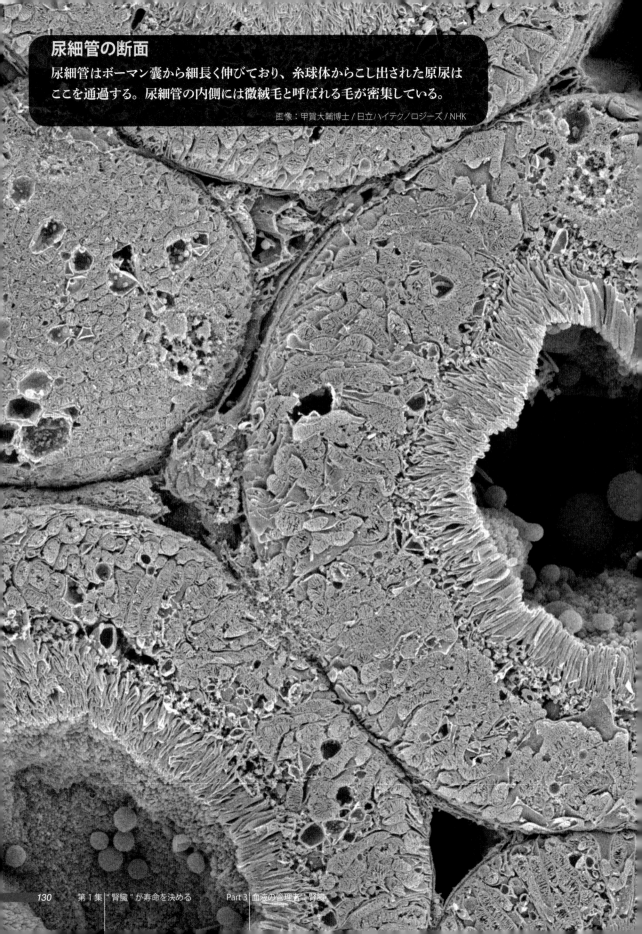

尿細管の断面
尿細管はボーマン嚢から細長く伸びており、糸球体からこし出された原尿はここを通過する。尿細管の内側には微絨毛と呼ばれる毛が密集している。

画像：甲賀大輔博士／日立ハイテクノロジーズ／NHK

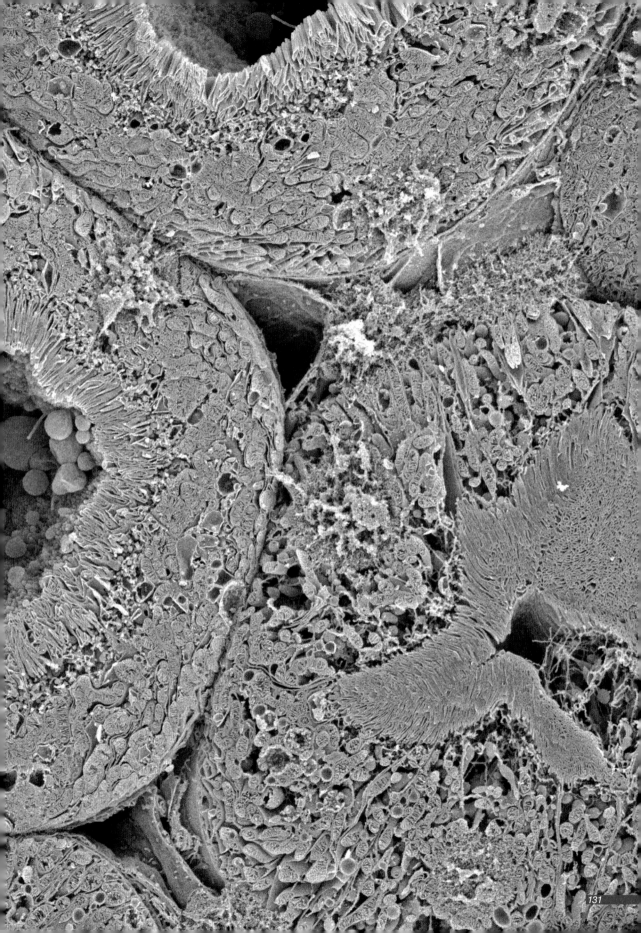

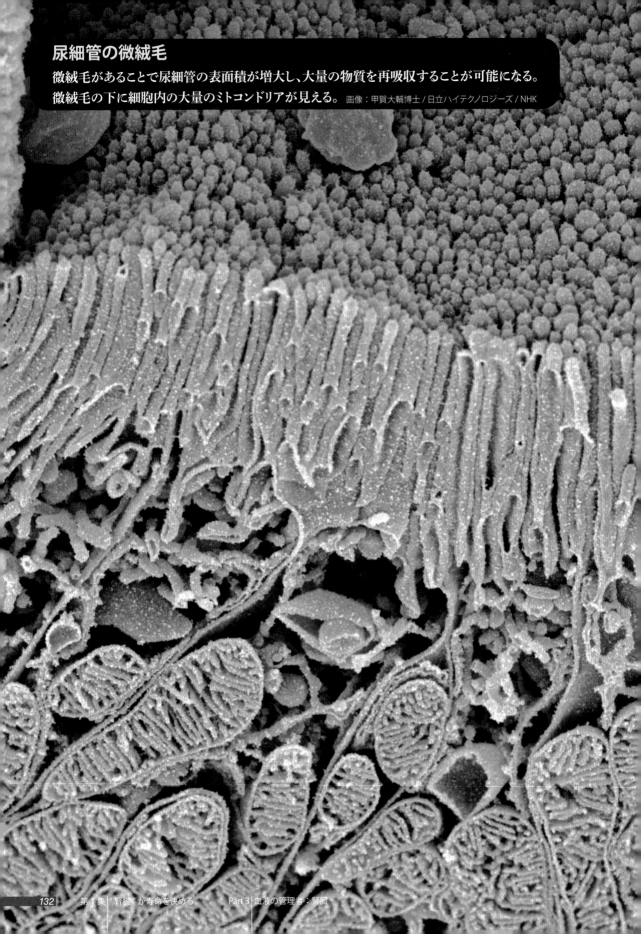

尿細管の微絨毛

微絨毛があることで尿細管の表面積が増大し、大量の物質を再吸収することが可能になる。微絨毛の下に細胞内の大量のミトコンドリアが見える。　画像：甲賀大輔博士/日立ハイテクノロジーズ/NHK

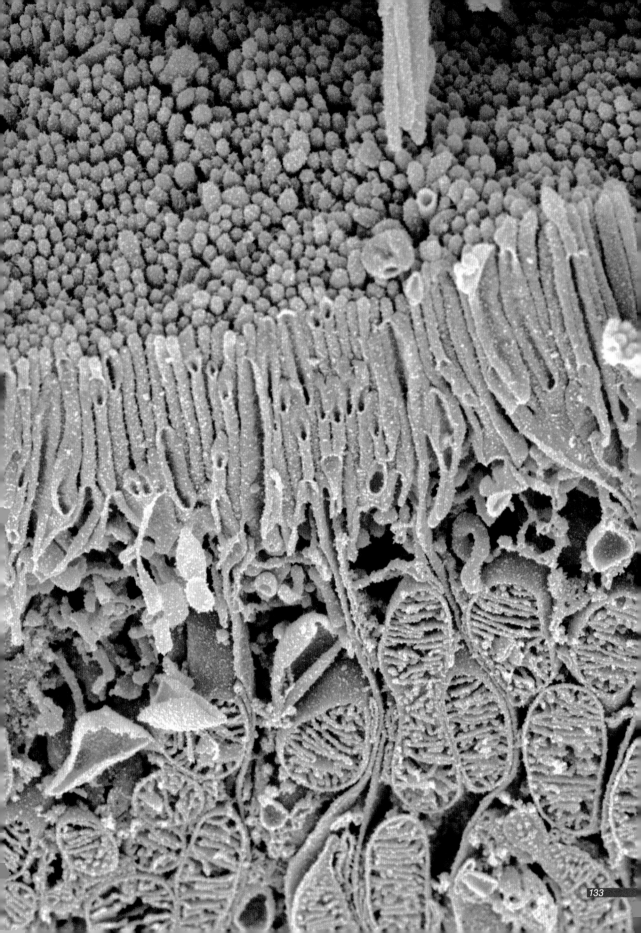
133

尿細管の微絨毛

微絨毛の1本1本の表面には、ポンプのような装置が並んでおり、ミネラルなどの体に必要な成分を選択的に吸い込んでいる。腎臓はこのポンプを巧みに操り、再吸収という生命の維持に不可欠な仕事を成し遂げている。

画像：甲賀大輔博士 / 日立ハイテクノロジーズ / NHK

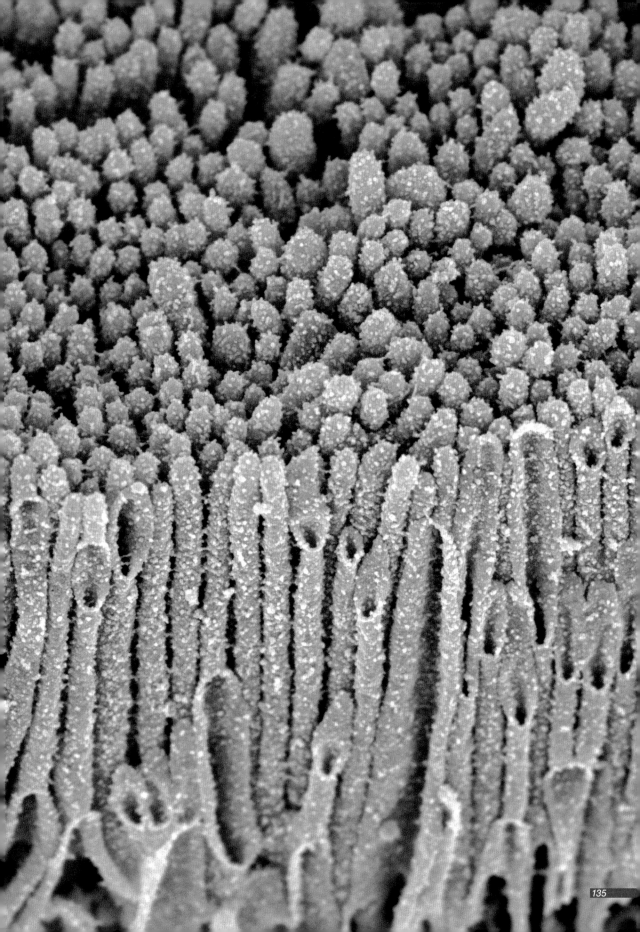

腎臓による血液の成分調節 1 (CG)

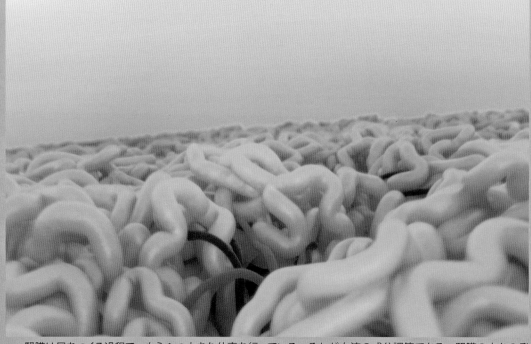

1. 腎臓は尿をつくる過程で、もう1つ大きな仕事を行っている。それが血液の成分調節である。腎臓の中をのぞいてみると、細い管のようなものが複雑に絡み合っている。これが成分調節の行われる尿細管だ。

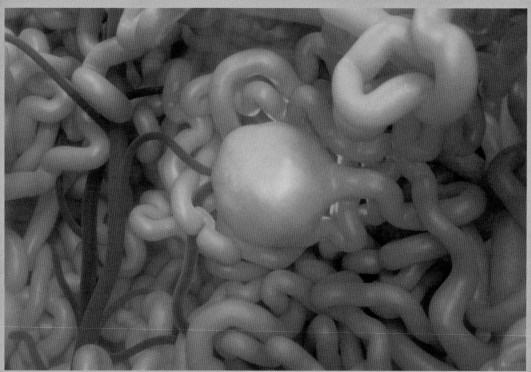

2. 森のような尿細管を分け入ると、丸い球が見えてきた。これがボーマン嚢で、この中に原尿をつくり出す糸球体がある。

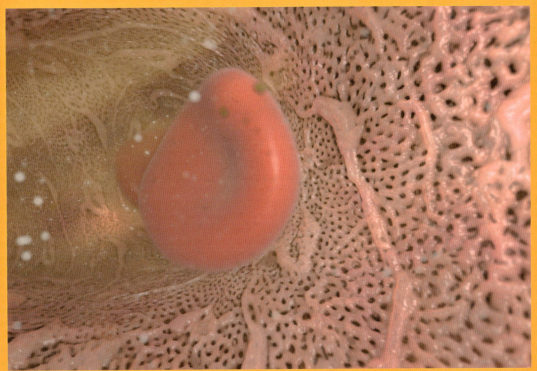

3. 糸球体の毛細血管の中を流れていく赤血球。血管の内壁に無数の穴が空いている。この穴の直径は非常に小さいため、赤血球や白血球、たんぱく質などの大きなものは通過できず、そのまま糸球体の毛細血管の中にとどまる。

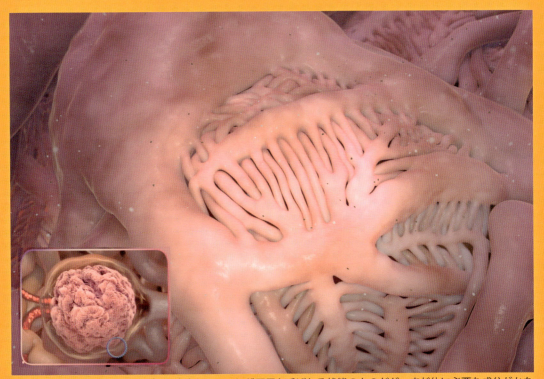

4. 糸球体から老廃物や成分がこし出される。これが原尿と呼ばれる状態のものだが、まだ体に必要な成分がかなり含まれている。

腎臓による血液の成分調節 2 (CG)

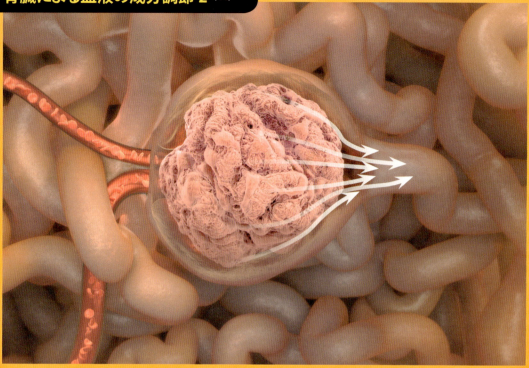

5. 原尿は、ボーマン嚢から伸びる尿細管へと流れ込む。

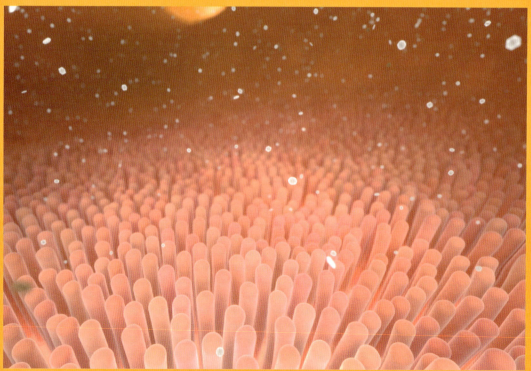

6. 尿細管の内壁には微絨毛がびっしりと生えており、体に必要な成分だけを再吸収して血液に戻す作業を行っている。

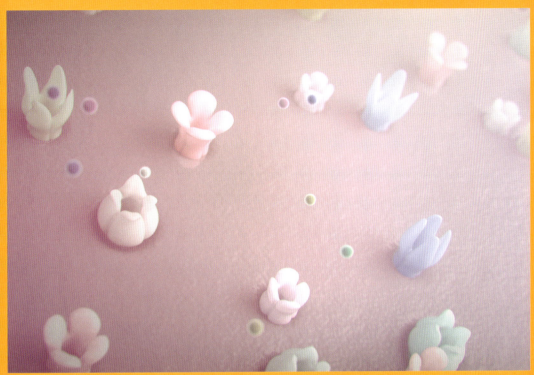

7. 微絨毛の表面には、体に必要な成分を再吸収するための小さなポンプが並ぶ。それぞれの成分ごとに異なるポンプがあり、吸い込む量を別々に調節できる。腎臓はポンプを制御することで、再吸収の量を細かく調節する。

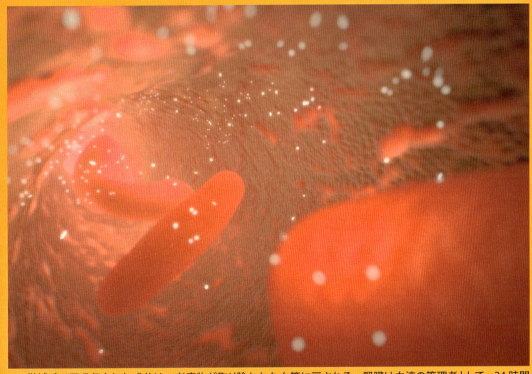

8. 微絨毛で再吸収された成分は、老廃物が取り除かれた血管に戻される。腎臓は血液の管理者として、24時間働き続けている。

腎臓の構造と働き

腎臓は極めて複雑で精緻な構造を持つ臓器だ。1つの腎臓には、尿をつくり、血液の成分を調節する装置が約100万個もある。さらに、赤血球をつくるEPO（エリスロポエチン）の産生や血圧の調節なども行いながら、生命を支えるために休みなく働き続けている。

腎臓の構造

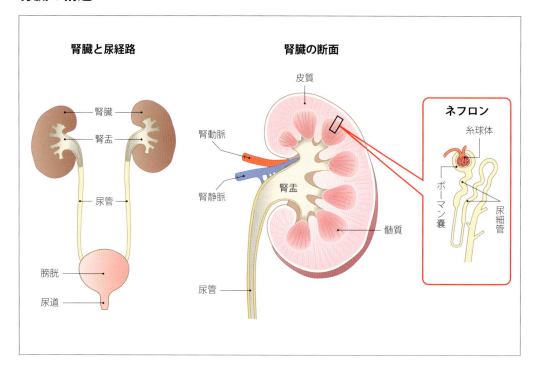

1つの腎臓に100万個のネフロン

　腎臓は、腰の辺りに2つある臓器で、ソラマメのような形をしているが、極めて複雑で精緻な構造を持つ臓器だ。腎臓を垂直に切った断面図を観察すると、外側から「皮質」、「髄質」、「腎盂」の3つの領域に分かれている。皮質と髄質でつくり出された尿は、腎盂に流れ込み、そこから尿管を通して膀胱にためられる。

　1つの腎臓に尿をつくり出すための装置が約100万個、左右で計200万個ほどあるとされている。この装置1個が腎臓の最小機能単位であり、「ネフロン」と呼ばれる。ネフロンは球状の「腎小体」と、そこから伸びる細長い管の「尿細管」で構成されている。腎小体は全体が皮質の中にあるが、尿細管は皮質と髄質の両方にまたがって存在している。

腎小体の役割

　腎小体は、毛細血管が球状に絡まった「糸球体」（直径約0.2ミリメートル）と、それを袋のように取り囲む「ボーマン嚢」からなり、ここで老廃物を含んだ汚れた血液をろ過し、尿の元となる「原尿」をつくっている。このとき、赤血球やたんぱく質などの大きな分子は通さずに、老廃物や糖（グルコース）、アミノ酸、ミネラル、尿酸の成分など、小さな分子をこし出す"ザル"のような役割を果たすのが糸球体で、ザルを通過した物質を受け取るのがボーマン嚢だ。

　糸球体の毛細血管の壁は、内側から「内皮細胞」、「基底膜」、「足細胞（足状の突起を伸ばした細胞）」の3層で構成されており、これらがそれぞれ、ろ過フィルターの働きをしている。

ネフロンの構造

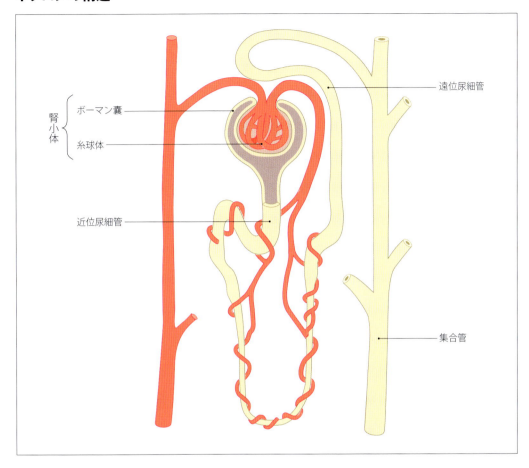

尿細管の役割

　左右約 200 万個の腎小体でつくられる原尿は、健康な人の場合だと 1 日で約 180 リットルにもなるといわれるが、その約 99％は排泄されることなく「再吸収」される。再吸収とは、原尿に含まれている成分のうち体に必要なものを血管に戻して、尿として捨てないようにする働きだ。

　この再吸収という役割を担うのが、尿細管（直径約 20 〜 30 マイクロメートル）である。尿細管の内側に密集している微絨毛には、糖やミネラルなどのさまざまな成分に対応したポンプのような装置があり、それぞれの成分はこのポンプによって吸収され、血管に戻される。

　尿細管は曲がりくねった形状で、皮質にある糸球体から始まり、髄質に向かって伸びた後、ヘアピンカーブをして再び糸球体の方向へ戻り、その後は集合管へとつながっている。尿細管のうち糸球体に近い場所にあるものを近位尿細管といい、ここで糖、ナトリウム、カリウム、アミノ酸、尿酸などが再吸収される。一方、ヘアピンカーブを過ぎた先に続く尿細管を遠位尿細管といい、ここでは主にナトリウムや水が再吸収される。尿細管の場所によって再吸収される物質が異なり、体に必要な物質の多くは近位尿細管で再吸収される。

　複数の尿細管が合流してできた集合管でも、水やナトリウムの再吸収が行われるが、ここでは主に尿の濃度の調節が行われている。

　こうした尿細管の働きによって、血液の成分調節が行われるとともに、最終的に不要となった水分や老廃物だけが、その後、尿管、膀胱、尿道を通って尿として体外に排出される。

糸球体による「ろ過」と尿細管で行われる「再吸収」

糸球体では赤血球やたんぱく質などの大きな分子は通過できない仕組みになっている。小さな分子は原尿となって尿細管を流れるが、体にとって必要な物質は、尿細管の微絨毛の働きによって再吸収され、血管の中に戻される。

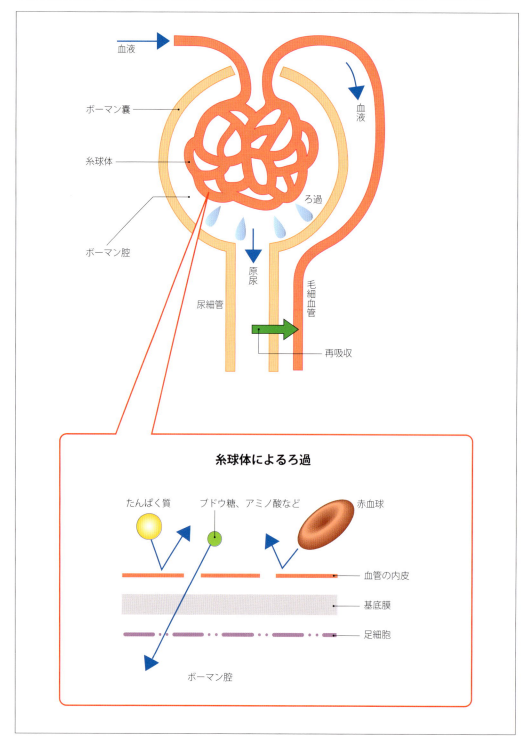

腎臓の働き

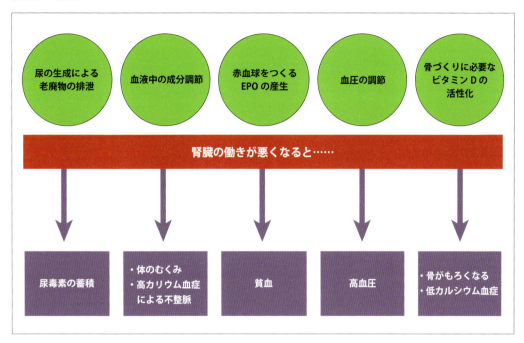

腎臓の主な働き

腎臓は主に次のような働きを担っている。

- **尿の生成による老廃物の排泄**
  血液をろ過して、老廃物や有害な物質を取り除き、余分な水分とともに尿として排泄する。
- **血液中の成分調節**
  ナトリウム、カリウム、カルシウム、マグネシウム、リンなどの濃度を正常に保つ。また、血液のpHを正常に保つ。
- **赤血球をつくるEPOの産生**
  血液中の酸素の量に応じて、EPO（エリスロポエチン）をつくる。EPOは骨髄に働きかけ、酸素の"運び屋"である赤血球を増産する。
- **血圧の調節**
  血圧が低いときにレニンを分泌して血圧を上げる。また、塩分と水分の排出量を調節することによっても、血圧をコントロールする。
- **骨づくりに必要なビタミンDの活性化**
  カルシウムを体内に吸収するのに必要なのが、活性型のビタミンD。腎臓は、食事に含まれるビタミンDや、紫外線を浴びて皮膚でつくられるビタミンDを活性化する。腎臓の働きが悪くなると活性型ビタミンDが低下してカルシウムが吸収されなくなり、骨が弱くなってしまう。

腎臓はこのほかにも、さまざまな働きをしているので、その機能が低下すると、体内に過剰な水分や老廃物がたまるだけでなく、生命の維持に直結する影響を全身に及ぼす。腎臓は、体を正常な状態に保つための重要な役割を担っている臓器なのだ。

Part 4
老化や寿命のカギを握る腎臓

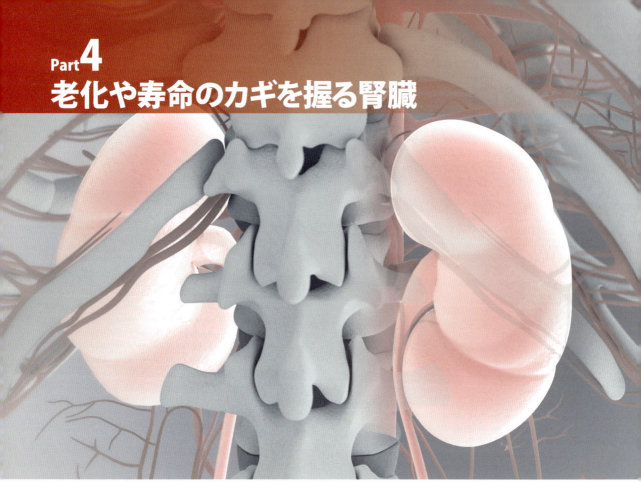

寿命を決めるのは体の大きさ？

　寿命──。これを決める要因に、腎臓が深く関わっていることが分かってきた。

　そもそも動物には、ほぼ決まった寿命がある。ネズミはおよそ3年、ヒツジはおよそ20年、ゾウはおよそ70年というデータがある。（ここでいう寿命は、主に飼育環境のもので、天敵に襲われたり、伝染病や事故で死んでしまう可能性が高い野生の寿命とは少し異なる。いわゆる「天寿」に近いものといってもよいかもしれない）。

　動物の寿命を決めているのは何なのか。比較的よく知られているのが、体の大きさと寿命との関係だ。一般的に体が大きい動物ほど長生きする傾向にある。しかし、この傾向から大きく外れている動物たちがいる。例えば、ハダカデバネズミは、その名のとおり、体に毛がない奇妙な姿の動物で、大きさはネズミほどであるにもかかわらず、平均的な寿命はヒツジをはるかに上回る28年とされる。そのため、長寿な動物として注目され、さまざまな研究の対象にもなっている。身近な動物にも長寿なものはいる。コウモリの仲間は、体の大きさのわりに長生きで知られており、30年ほど生きるものもいる。そして、長生きする動物の代表ともいえるのが、実は人間だ。人間の寿命を何年とするかは難しい面もあるが、先進国の平均寿命を考えれば、ゾウの70年を超えていることは間違いない。人間も、体の大きさのわりに長生きな動物なのだ。

　どうしてこれらの動物は、長生きできるのだろうか。その謎を解くカギとして注目されているのが、血液中に含まれるミネラル成分「リン」だ。

　リンは、腎臓が調節しているさまざまな血液成分の1つだ。血液中のリンの濃度の順で先ほ

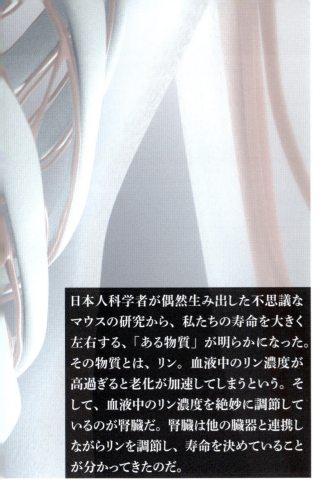

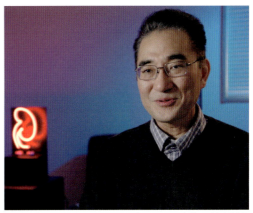

腎臓と老化の関係について研究している自治医科大学分子病態治療研究センター抗加齢医学研究部教授の黒尾誠博士。

日本人科学者が偶然生み出した不思議なマウスの研究から、私たちの寿命を大きく左右する、「ある物質」が明らかになった。その物質とは、リン。血液中のリン濃度が高過ぎると老化が加速してしまうという。そして、血液中のリン濃度を絶妙に調節しているのが腎臓だ。腎臓は他の臓器と連携しながらリンを調節し、寿命を決めていることが分かってきたのだ。

どの動物たちを並べ替えてみると、ハダカデバネズミや人間もきれいに並ぶ。血液中のリンが少ない動物ほど寿命が長いのだ。(P146の図参照)。

リンは生命維持に欠かせない栄養素で、魚介類や肉類、大豆などの食品に豊富に含まれている。リンが足りないと、骨軟化症、くる病などの病気の原因になるほか、呼吸不全、心機能低下を引き起こして生命に関わることもある。ところが、最新の研究では、血液中のリンが過剰になると、老化を加速させてしまうことが分かってきたのだ。

謎の老化加速マウス

リンと老化の関係に注目が集まるきっかけとなったのは、日本人科学者が遺伝子操作の過程で偶然生み出した、ある不思議なマウスだった。

その不思議なマウスと正常なマウスを比較すると、2匹のマウスは同じ日に生まれたにもかかわらず、不思議なマウスのほうは体が小さくて、毛並みも悪く、背中が曲がっているように見える。そう、不思議なマウスは"老化"が加速しているのである。実際、正常なマウスの寿命が約2年半であるのに対し、老化が加速したマウスは約2か月半と大幅に短かった。

このマウスを生み出したのは自治医科大学分子病態治療研究センター抗加齢医学研究部教授の黒尾誠博士だ。「25年ほど前、高血圧の研究のためにマウスの遺伝子操作をしているとき、偶然、関係のない別の遺伝子を壊してしまったことで生まれました」と話す。

このマウスは、たった1つの遺伝子が壊れただけにもかかわらず、皮膚の衰え、動脈硬化、骨粗しょう症など、さまざまな老化現象が現れた。そして何より、寿命が圧倒的に短くなっていた。それ以前にも、1つ1つの老化現象に関係する遺伝子が見つかることはあったが、たった1つの遺伝子が欠けただけで、これほど多くの老化現象が現れることは前代未聞の出来事だった。黒尾博士の発見は、謎の老化加速マウスとして、全世界の注目を集めることとなったのだ。

黒尾博士は、生命の糸を紡ぐギリシャ神話の

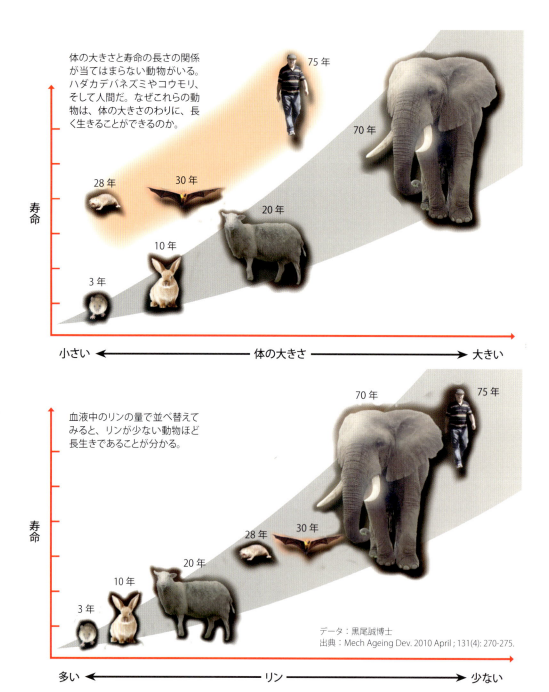

　女神の名にちなんで、その遺伝子を Klotho（クロトー）と名づけた。クロトー遺伝子は、体の中でも特に腎臓の中の尿細管で働いていた。一体、何をする遺伝子なのか？

　黒尾博士が研究を進めるうち、クロトー遺伝子が欠損しているマウスでは、老化が加速していると同時に、血液中のリン濃度が異常に増加していることが分かった。クロトー遺伝子は、血液中のリン濃度の調節に深く関わっていたのだ。また、クロトー欠損マウスをリンの少ない餌で飼育すると、老化が抑えられることも明らかになった。リンと老化の不思議な関係が見えてきた。

寿命を大きく左右する骨と腎臓の会話

　血液中のリンの調節には、体を支える「骨」と、「腎臓」の会話が重要な役割を果たしている。骨の主成分は、リン酸カルシウム。リンもカルシウムも、体にとっては重要な栄養素であり、骨にはその貯蔵庫としての働きもある。それも、"ただためこんでいる"だけではない。骨は血液中のリン濃度を監視し、腎臓に報告する役割も果たしている。

　そのために骨が出しているメッセージ物質がFGF23（線維芽細胞成長因子23）だ。骨は、血液中のリン濃度が高くなると、FGF23を盛んに放出する。いわば「リン、足りてます」というメッセージだ。腎臓にはFGF23を受け取る受容体がある。実は、この受容体をつくるための設計図となっているのが、クロトー遺伝子だったのだ。

　「受容体はメッセージを受け取る郵便箱のようなものです。クロトー遺伝子が壊れたマウスの腎臓には郵便箱がないので骨からのメッセージが来ても受け取れない。その結果、腎臓がリンをうまく調節できなくなって、老化が加速してしまうのです」と黒尾博士は説明する。

　腎臓が骨からのメッセージをきちんと受け取ることができれば、その情報に基づいて尿細管での再吸収量を変化させ、血液中のリン濃度を絶妙に調節することができる。逆に、メッセージが受け取れなくなると、謎の老化加速マウスのように血液中のリンが過剰となり、寿命が一気に縮んでしまうこともあるのだ。骨と腎臓の会話が、リンの濃度を決め、それがそのまま寿命にも大きな影響を与えている——。黒尾博士の研究から明らかになってきた、腎臓の新たな真実だ。

陸上動物たちが負ったリスク

　リンが老化を加速させる詳細なメカニズムは、現在解明の途中だ。しかし、血液中のリンが過剰になると、血管の内側にリン酸カルシウムが沈着する「石灰化」という現象が進み、全身の血管が硬くなることが老化の一因と考えられている。

　黒尾博士によれば、地球上の動物がリン酸カルシウムを主成分とする骨を持つようになったのは、海にいた魚が淡水域に進出した以降のことだという。

　それは、およそ4億年前にさかのぼる。その当時、海の覇者であったオウムガイなどの外敵から身を守るために、海と淡水が混じり合う河

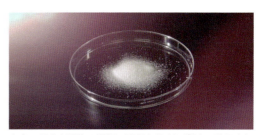

寿命の長さと動物の種類の関係を解くカギとして注目されている「リン」は、腎臓が調節する血液成分の1つ。

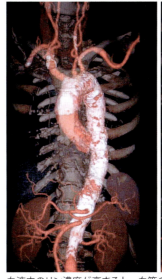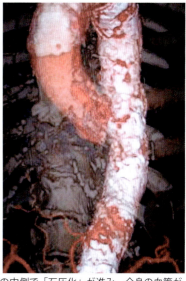

血液中のリン濃度が高まると、血管の内側で「石灰化」が進み、全身の血管が硬くなることが分かった。　　　　画像：東京医科大学　山科章博士

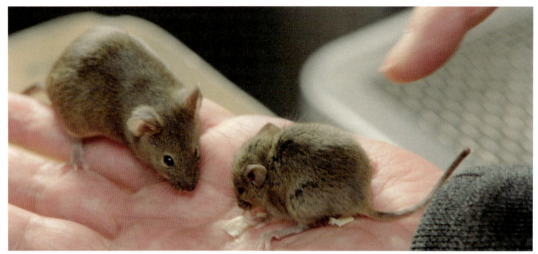

黒尾博士が生み出した不思議なマウス（写真手前）は、通常のマウス（写真奥）の寿命が2年半であるのに対し、2か月半と大幅に短い。

口付近（汽水域）や河川（淡水域）に逃れた魚たちがいると考えられている。

　そのときに問題となったのが、海水と淡水の塩分濃度の違いである。淡水域では塩分が極端に少ないため、塩分を効率的に摂り込むように、腎臓を進化させる必要があった。

　淡水域で不足気味なのは塩分だけではない。リンやカルシウムなどのミネラルも不足する。そこで、淡水域に進出した魚たちは、骨をリンとカルシウムの貯蔵庫とした。これがリン酸カルシウムの「硬い骨」を生み出すことになった。

　「リン酸カルシウムという硬い骨を持ったことで、動物はしっかりした内骨格を持ち、重力に対抗して陸に上がることが可能になりました。しかし一方で、リン酸カルシウムの骨を持った動物は、大きなリスクを抱えるようになってしまったのです。リンが過剰になると血管の内側にリン酸カルシウムが沈着する。これが石灰化という現象です」と黒尾博士は説明する。

　石灰化が生じた血管は硬くなり、血栓ができたり梗塞が起きやすくなっている。血管の通り道が狭くなると、狭心症や心筋梗塞、閉塞性動脈硬化症などを引き起こす。そうならないように、血液中のリン濃度を厳密に管理するべく、腎臓

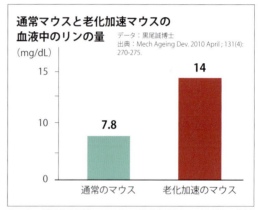

クロトー遺伝子を持っていない老化加速のマウスは、血液中のリン濃度が通常のマウスの2倍近くに達している。

もまた、さらなる進化を遂げてきたのだ。

　リンによる老化の加速をうまく制御すれば、老化をある程度コントロールできるのではないか――。黒尾博士は、そう考えている。そして、「リンの調節に腎臓が大きく関わっていることから、腎臓の働きを健全に保つことが、老化を制御することにつながるのです。まさに、腎臓が寿命のカギを握っているということです」と話す。

　老化が加速するマウスの研究から明らかになった、腎臓と寿命の関係。腎臓の複雑で精緻な仕組みが私たちの寿命をも決めていたのである。

腎臓におけるリンの調節 (CG)

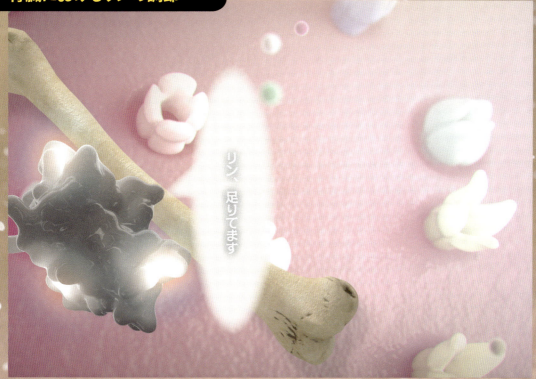

1. 血液中のリン濃度を絶妙にコントロールするのは腎臓だ。リンの調節が行われる場所は、腎臓の尿細管で、その内側には微絨毛がびっしりと生えている。微絨毛の表面には原尿に含まれる成分を吸収するポンプが並んでいる。リンを吸収するポンプの働きは、骨からのメッセージで決まる。

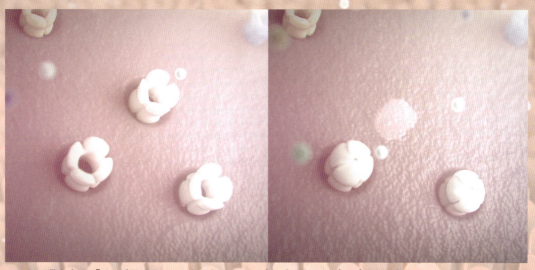

2～3. 骨からの「リンが足りている」というメッセージを受け取ったポンプは再吸収をやめ、血液中のリンが増え過ぎるのを防ぐ。

Part 5
腎臓を守れ！命の現場

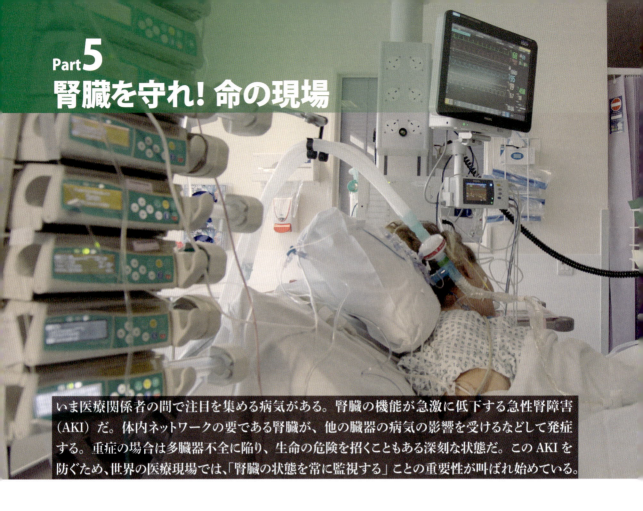

いま医療関係者の間で注目を集める病気がある。腎臓の機能が急激に低下する急性腎障害（AKI）だ。体内ネットワークの要である腎臓が、他の臓器の病気の影響を受けるなどして発症する。重症の場合は多臓器不全に陥り、生命の危険を招くこともある深刻な状態だ。このAKIを防ぐため、世界の医療現場では、「腎臓の状態を常に監視する」ことの重要性が叫ばれ始めている。

5人に1人がAKI

　医療の現場でも、腎臓は重要な治療ターゲットとして認識されつつある。

　腎臓のケアに重点を置いた先進的な医療で注目を集めているのが、イギリス南部にあるワージング病院だ。看護師が慌てて駆けつけたのは、高血圧の持病を抱え、感染症で入院中の女性患者ポーリーン・マーナーさんのベッドサイド。この病院の最新医療システムが、マーナーさんに持病とは別の病気のリスクが高まったことを検知したのだ。管理モニターに表示された警告は「急性腎障害（AKI：Acute Kidney Injury）」——。

　AKIとは、何らかの原因で腎臓の機能が急激に低下する状態のこと。まだ一般には馴染みが薄いが、AKIをきっかけとして、さまざまな臓器の機能が連鎖的に低下する「多臓器不全」に陥ると、生命にも関わる深刻な状態になる。

　これまでAKIの正確な患者数は把握されていなかったが、2013年にアメリカ腎臓学会の調査チームが発表した論文によって、その患者数は思いのほか多いことが判明し、医療の世界に

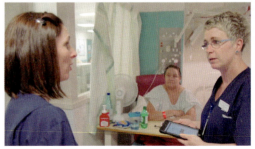

腎臓に焦点をあてた医療で注目を集めるイギリス南部のワージング病院。看護師が入院患者の病室に駆けつけた。病院が導入した最新のシステムから、AKIのリスクが高まっているとの警告が出たからだ。

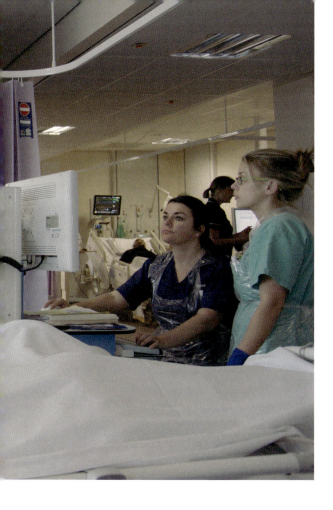

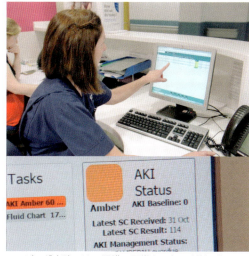

ワージング病院では、腎臓の異常をいち早く検知するシステムをすべての入院患者に導入した。さまざまな角度からAKIのリスクを判定する。

アメリカ腎臓学会の調査チームは、世界の入院患者の21.6％、5人に1人以上がAKIを発症していると報告し、医学界に激震が走った。

衝撃が走った。西ヨーロッパや北米、東アジアといった国々の入院患者全体の5人に1人以上、実に21.6％が合併症としてAKIを発症していたことが分かったのだ。また、この論文では、AKIを発症すると死亡に至るケースも少なくないことが指摘されている。

京都大学大学院医学研究科腎臓内科学講座教授の柳田素子博士は、「AKIになった患者の10〜15％が亡くなるといわれています。また、最近は入院患者だけでなく、自宅で生活している人にもAKIは起こることが分かってきました」と説明する。

このように発症率が高いうえに、ひとたび発症すると致死率も高いAKIは、医療の現場にとって大きな問題となっている。AKIの深刻さが明らかになるにつれて、腎臓の重要性にもさらなる注目が集まるようになってきた。

他臓器との強い連関

しかし、そもそも感染症と高血圧という腎臓以外の病気で入院していたマーナーさんの腎臓が、なぜ急激に悪化したのだろうか。

それには、体内のネットワークの要である腎臓ならではの理由がある。他の臓器との結びつきが強いがゆえに、心不全、肝硬変、高血圧、糖尿病、慢性閉塞性肺疾患（COPD）など、腎臓以外の病気であっても、その影響が腎臓に波及してくるのだ。そこに、感染症や脱水症状などのきっかけが加わると一気にAKIへと進行してしまう。

例えば心不全になると、心臓のポンプ機能が低下するため、全身を流れる血液の量が減ってしまう。すると常に大量の血液を必要とする腎臓は大きなダメージを受けることになる。これと

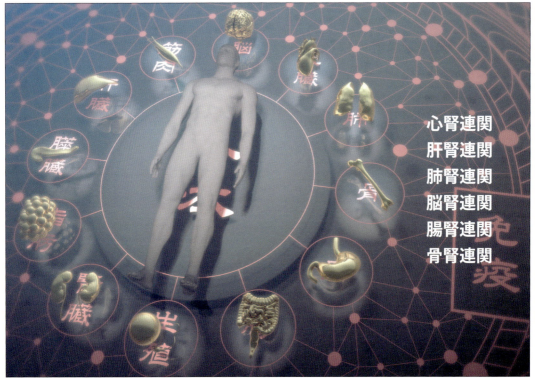

心腎連関、肝腎連関、肺腎連関、脳腎連関、腸腎連関、骨腎連関などと呼ばれる腎臓と他の臓器との関係は、医療の世界でいま、重要なキーワードとして研究が進められている。

同じように、腎臓は全身のあらゆる臓器と深く関わっているため、どこかが悪くなると腎臓へも悪影響が及ぶことが分かってきた。

こうした腎臓と他の臓器との関係は、「心腎連関」、「肝腎連関」、「肺腎連関」、「脳腎連関」などと呼ばれ、医学の世界で重要なキーワードとして注目を集めている。

また、この腎臓と他の臓器との連関ゆえに、事態はさらに悪化する。体内のネットワークの要である腎臓の機能が低下すると、その影響が今度は次々と全身の臓器へ広がっていくのだ。

柳田博士は「腎臓が悪くなると、それに伴って心臓や脳といった生命に直接関わる臓器にも悪影響を与えることが分かっています。それだけ、腎臓は臓器連関が強い臓器で、その結果として、多数の臓器に障害が及ぶ多臓器不全を引き起こすのです」と語る。多臓器不全に陥ると、わずか数日で容態が悪化し、命を落とす

ことも少なくない。

腎臓を守る新たな取り組み

これまで、単に多臓器不全といわれて亡くなった人の多くで、実は腎臓が引き金となっていた可能性があるという。そして、AKIを起こすかどうかが患者の生死を分ける境目であることも明らかになってきた。ヨーロッパ集中治療医学会の研究委員長を務めるイギリス・サリー大学名誉教授のルイ・フォルニ博士は、「心臓手術を受けた患者の場合、AKIがない人に比べ、AKIを発症している人の死亡リスクは50倍になるという研究もあります」と指摘する。

腎臓を守りさえすれば救えたかもしれない命が数多くあったのではないか？ フォルニ博士は続ける。「AKIは世界的な問題です。少し治療を変えるだけで助けられた可能性のある患者が、毎年大量に亡くなっています。ヨーロッパだけで

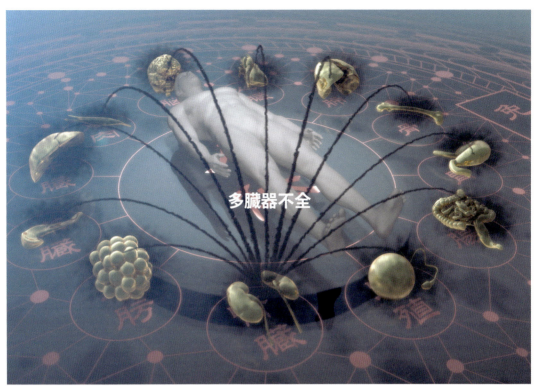

人体のネットワークの要である腎臓がダウンすると、その影響は全身の臓器に波及する。腎臓の機能低下が他の臓器に悪影響を及ぼし、重症の場合は多臓器不全を引き起こす。

年間20万人もの、救えるはずの命が失われていると考えられています」

では、腎臓を守り、AKIにならないためにはどうすればよいのか。

やっかいなことに初期のAKIは自覚症状に乏しく、症状が現れる頃には、既にAKIが進行した状態になっていることも少なくない。AKIを未然に防ぐには、いかに見逃されがちな腎臓の異常を早い段階でキャッチするかが重要になる。

そのためにフォルニ博士らのグループが開発したのが、冒頭で紹介したAKIのリスクが高い患者を早期に予測するシステムだ。このシステムでは、血液検査や尿検査の結果だけでなく、患者の病歴や呼吸数、心拍数などのさまざまなデータを解析し、リアルタイムで腎臓の状態を判定することができる。

ワージング病院では、腎臓病の患者に限らず、すべての患者にこのシステムを導入して、常に腎臓を意識した治療を行っている。あらゆる病気の患者が心拍計をつけて心臓を見守っているのと同じように、腎臓も常に見守る必要があるという。

余分な薬は飲まない

ワージング病院のAKI早期予測システムが、マーナーさんの腎臓に危機が迫っていることを警告した後、看護師はチェックリストでマーナーさんの飲んでいる薬を確認し、すぐさま医師に報告した。駆けつけた集中治療医のリチャード・ベン医師がとった対策は意外なものだった。それは、服用している薬の一部を止めること。「普段であれば飲んだほうがよい薬も、腎臓が弱まっているときは、いったん止めなければなりません」とベン医師は語る。

実はAKIを引き起こす大きな要因の1つが薬で、弱った腎臓に薬が最後の一撃を加えて

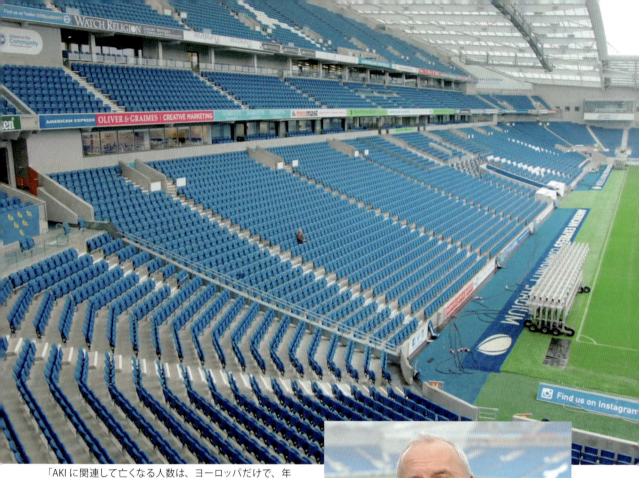

「AKIに関連して亡くなる人数は、ヨーロッパだけで、年間このスタジアムの収容人数の6倍、約20万人に及びます」と語るヨーロッパ集中治療医学会の研究委員長でイギリス・サリー大学名誉教授のルイ・フォルニ博士。

いることが分かってきた。

　大量に血液が流れ込む腎臓は、人体で最も多く薬にさらされる場所でもある。

　柳田博士は「どの臓器の治療であっても、使用される薬の多くは体内に吸収された後に、腎臓か肝臓で代謝されて排泄されていきます。ですから、腎臓で代謝・排泄される薬の服用自体が腎臓の負担となります。さらに、腎臓の働きが落ちると、薬の排泄がうまくいかなくなって血中濃度が高くなってしまい、副作用が出やすくなります。しかも、尿細管では薬の成分などが濃縮されるので、その濃度は血中の数倍になるともいわれています。そのため尿細管はダメージを受けやすいのです」と解説する。

　フォルニ博士もAKIを発症した患者への対策を、次のように語る。「やるべきことはとてもシンプルです。すなわち、腎臓に悪影響を及ぼす薬を一時的に止めること、血圧を管理すること、脱水症状にならないように気をつけることです。どれも難しいことではありません。しかし、それが多くの患者の命を救うのです」

　ワージング病院では、こうしたシンプルな対策を励行することで、患者の死亡率を減らすことに成功したという。

　腎臓を守るには、日頃の薬の飲み方にも注意が求められる。薬は必要なものを必要な期間だけ摂取することが基本となる。医師が処方した

薬は、決められた用法・用量を守り、きちんと服用することが重要だ。そして、自分の判断で余分な薬を飲むのは避けるべきだ。

薬の服用によって、腎臓が血流不足に陥ってしまう場合もある。柳田博士は、「特に高血圧の人が脱水気味のときに、血圧を下げる薬を服用していると、腎臓への血流不足が起きることがあります。脱水状態になると腎臓に大きな負担がかかるので、汗をかくことの多い夏場には、高血圧の薬を減らす場合もあります」という。さらに、解熱鎮痛薬の非ステロイド性抗炎症薬（NSAID）にも注意が必要だ。「市販の頭痛薬としても使われているので、長期にわたって服用を続けている人もいますが、最近の研究で、NSAIDは腎臓への血流を低下させて、AKIを引き起こす可能性が指摘されています」と柳田博士は語る。このほか、がん治療に使う一部の抗がん剤や、画像診断の際に用いられる造影剤も、腎臓に負担をかける原因となることもある。そのため、医療現場でもこうした点に注意が払われるようになってきている。

腎臓を守ることは、命を守ること

腎臓を守ることに重点を置いた治療は、イギリスだけでなく、日本でも始まっている。京都大学では、腎臓を専門とする腎臓内科の医師が、新たな取り組みを始めた。腎臓以外の病気の治療にも積極的に関わり、主治医と密接に連携しながら、腎臓の状態を見極めて、使う薬の量

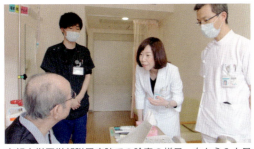
京都大学医学部附属病院での診察の様子。右から2人目が京都大学大学院医学研究科腎臓内科学講座教授の柳田素子博士。

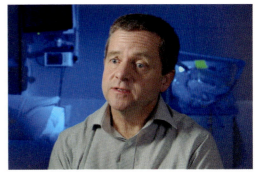
腎臓に重点を置いた治療を行っているワージング病院集中治療医のリチャード・ベン医師。

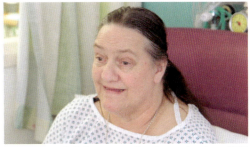
薬をいったん中止することで回復したマーナーさん。退院の日が近づいている。

や種類などをきめ細かく調節し、AKIを防ごうとしている。

病気の治療においては、常に腎臓を意識することが、本当の意味で命を守ることにつながる——。多くの医師が、そう考え始めている。

ベン医師は「腎臓が決定的なダメージを受けてしまうと取り返しがつきません。患者の腎臓に目を配り、いち早く腎臓を救うための手立てを尽くすことが大切です。そこに思い至ったことは、とても大きなことだと思います」という。

薬を一時的に止めていたマーナーさんは、腎臓が回復して、生命の危機を乗り越えた。

全身の臓器と語り合い、深く結ばれている腎臓。尿をつくるだけでなく、血液の成分を調節し、私たちの寿命をも大きく左右する。だが、複雑で精緻な仕組みであるがゆえに、人体の中で最も傷つきやすい宿命も背負っていた。その腎臓は、あなたの中で、いまこの瞬間も静かに働き続けている。

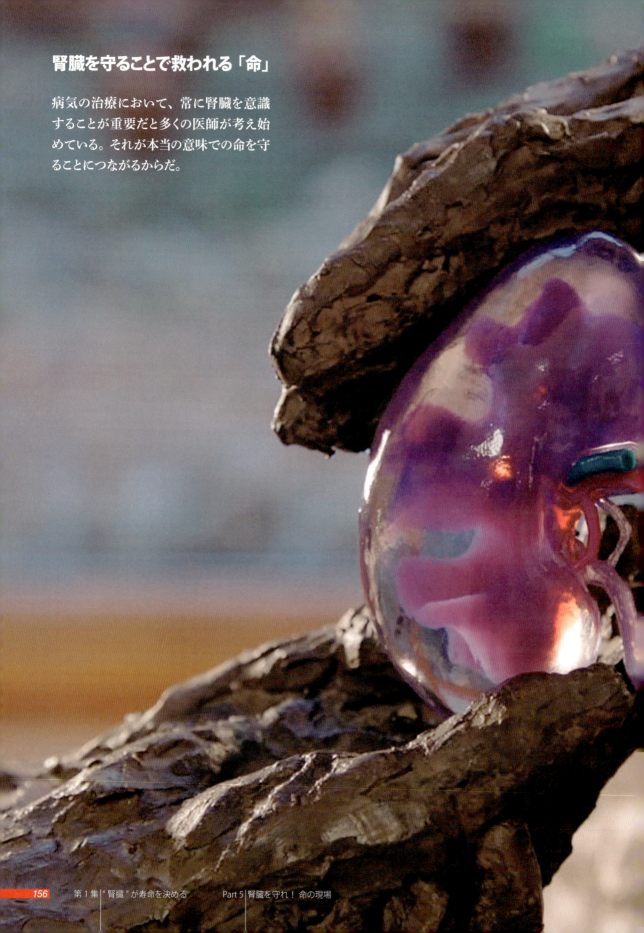

腎臓を守ることで救われる「命」

病気の治療において、常に腎臓を意識することが重要だと多くの医師が考え始めている。それが本当の意味での命を守ることにつながるからだ。

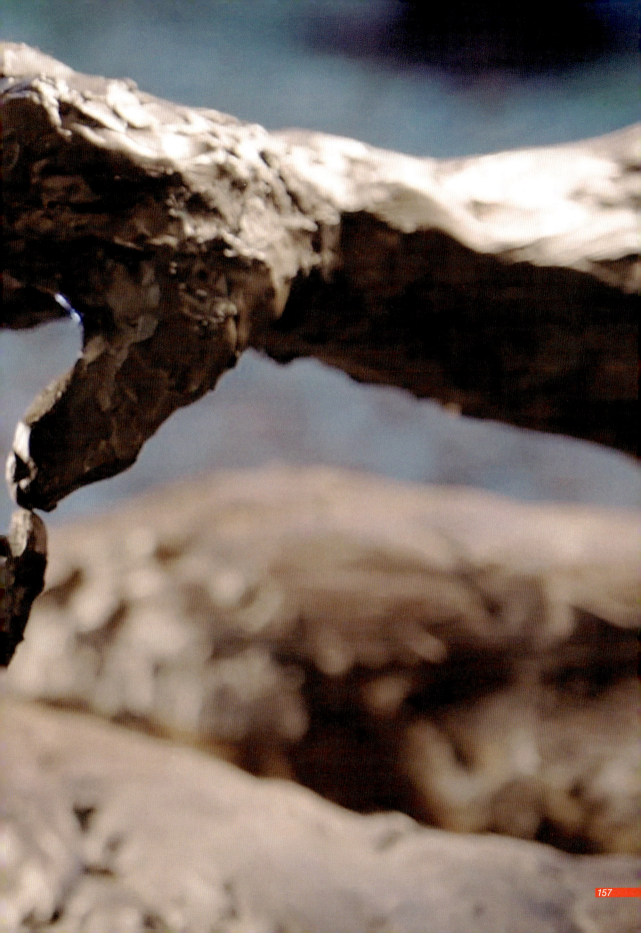

あとがき

「なぜ、腎臓を第1集に選んだのか?」

「人体」のメインディレクターとして、最も多く聞かれた質問です。じつは、番組をつくる前、全8回のラインナップを決めた段階から、ずっとこの質問をされていました。NHKスペシャルでもめったにない超大型シリーズ、その第1集は、特別な重要性を持っています。質問の裏には「本当に腎臓で大丈夫?」という意味が隠れていたと思います。脳や心臓といった、誰もが興味を持つスーパースターではなく、腎臓という"ちょっと地味"なキャラクターを主役に抜擢するのは、大きな賭けでした。

しかし、だからこそ、第1集で腎臓をやりたいと思いました。本書を読んでいただければ分かるとおり、腎臓は人体のネットワークの中で要となる存在です。「腎臓はじつは、スーパースターだった」そのことに驚き、納得してもらうことが、そのまま"人体は神秘の巨大ネットワークである"という、このシリーズのメインテーマを深く感じてもらうことに繋がると考えました。ネットワークという視点で人体を捉え直すことで、これまでの常識が大きく覆る、そんな劇的な瞬間を味わってもらいたいと思ったのです。

第1集の放送を終えて、番組をご覧になった方々からも同じ質問をされるようになりました。しかし、それは全く別の意味を持っています。腎臓を選んだ意図をお話しすると「ああ、やっぱり。きっとそうだと思いました」と返ってきます。多くの方々に腎臓の大切さを共感してもらえたことは、本当にうれしいことです。腎臓は、知れば知るほど、驚異的な存在です。じつは番組で伝えられたのは、腎臓の魅力のほんの一部にしか過ぎません。腎臓は本当にすごい!

さて、順番が前後しましたが、ここからはプロローグに込めた思いを書かせていただきます。大事にしていた4つのキーワードがありました。それらはシリーズ全体の意気込みでもあります。

1つめはもちろん「最新」。極小の生命現象を捉えた顕微鏡映像、画期的ながんの血液検査法、アメリカで進む創薬技術の開発……。どれも放送の直前まで更新され続けた、最新情報です。科学の躍動感を感じていただくため、常に最先端に挑みました。

そして2つめは「歴史」。科学は、多くの研究者の努力が引き継

がれて発展していきます。その積み重ねを数十年スケールで振り返り、俯瞰することではじめて見えてきた大きな時代の潮流が「ネットワークとしての人体」です。ANPの物語から分かるとおり、「最新」には必ず、それを支える「歴史」があることを大切にしたいと思いました。

3つめは「人間」です。人体についてお伝えする以上、それは科学だけの話にはとどまりません。ヒューマンなドキュメントを通して、生命の素晴らしさを実感したい。また、医学の進歩が私たちの暮らしにどんな変化をもたらすのか、現実味を持ってお伝えしたいと思いました。リウマチの治療に起きた革命的な変化が、まさにそれです。取材にご協力いただいた清水絵美さんに、心から感謝申し上げます。

そして、4つめは「エンターテイメント」。スタジオを含め、できるだけ楽しく見られる番組を目指しました。科学番組は難しい用語が多く、とっつきにくい宿命があります。なるべく気軽に、なるべく多くの人に、中高生にも、いや小学生にも見てもらいたい。そんな気持ちでつくりました。

1989年に放送されたNHKスペシャル「驚異の小宇宙　人体」という番組があります。今回の番組をつくるにあたり、数多くの医師や生命科学者を取材していますが、「私はNHKの『人体』を見て、この世界に入りました」という人に、驚くほどたくさん出会います。今回のシリーズも、ぜひ若い方々に見ていただき、少しでも生命科学に興味を持つきっかけになってもらえたらと願っています。

この「あとがき」を執筆している時点で、第2集までの放送が終わりました。いまは第6集のロケの真っ最中です。番組は、まだまだ続きます。お忙しい中、取材にご協力いただいているすべての方々に、厚く御礼申し上げます。皆様のご協力に報いるためにも、取材した貴重な内容を、できるだけ多くの方にお届けしたいと考えており、本書もその一端となることを期待しております。その意味で、シリーズの書籍化にご尽力いただいている「東京書籍」の皆様にも改めて感謝申し上げます。

NHK大型企画開発センター
ディレクター　丸山優二

放送番組 CREDITS

NHKスペシャル　人体　神秘の巨大ネットワーク

音 楽―――――川井 憲次
語 り―――――池松 荘亮　久保田 祐佳

国際共同制作―――S4C（イギリス）　CuriosityStream（アメリカ）
制作・著作―――NHK

プロローグ（2017 年 9 月 30 日放送）

取材協力 …… National Institutes of Health
Wyss Institute
旭川医科大学
京都大学医学部附属病院
京都大学熊本サンクチュアリ
慶應義塾大学病院
東海大学水泳部
東京医科歯科大学医学部附属病院
東京女子医科大学病院
横浜市立大学付属病院
オリンパス
キヤノン
日本蛋白質構造データバンク
日本リウマチ友の会
日立ハイテクノロジーズ
横河電機
Donald Ingber　Jason Yi
Lankshmi Balagopalan
Linda Griffin

浅海 泰栄	石井 優
磯田 裕義	稲葉 裕
上村 想太郎	鵜殿 俊史
榎本 秀樹	大瀬 尚子
加野 浩一郎	岸本 忠三
北村 健一郎	栗栖 源嗣
甲賀 大輔	小坂 展慶
坂井 建雄	白崎 善隆
竹内 勤	田原 良雄
土屋 恭一郎	富樫 かおり
永井 良三	鍋倉 淳一
野口 暉夫	野中 茂紀
平田 聡	松沢 哲郎
三井 淳平	宮本 健史
森村 成樹	安田 聡

映像提供 …… ミオ・ファティリティ・クリニック
桜映画社
Shutterstock
タイムラプスビジョン
渡部 剛

題字 ………… 西山 鳳陽
声の出演 …… 81プロデュース

（スタジオパート）
撮影 ………… 今井 輝
技術 ………… 五十嵐 正文
照明 ………… 田原迫 京太
美術 ………… 川名 隆
CG 制作 ……… 吉田 孝侑

撮影 ………… 小口 久代
照明 ………… 甲斐 隆幸
映像技術 …… 松島 史明
映像デザイン … 倉田 裕史
VFX ………… 高畠 和哉
CG 制作 ……… 齋藤 丈士
音声 ………… 緒形 慎一郎
音響効果 …… 米田 達也

コーディネーター … 上出 麻由
リサーチャー …… 坂元 志歩
編集 ………… 梅本 京平
取材 ………… 宮脇 壮行
東島 由幸

ディレクター …… 丸山 優二
安元 文章

制作統括 …… 浅井 健博
井上 智広

第1集 "腎臓" が寿命を決める（2017 年 10 月 1 日放送）

取材協力 …… Northern Arizona University
Western Sussex Hospital NHS Foundation Trust
旭川医科大学
九州大学病院
京都大学医学部附属病院
熊本大学医学部附属病院
慶應義塾大学病院
順天堂大学
筑波大学
東海大学
東北大学
東北メディカル・メガバンク機構
日本蛋白質構造データバンク
HYPO2　アミン
大日本印刷　日立ハイテクノロジーズ
横河電機

Chris Laing　Felix Mahfoud
George Bakris　Janos Peti Peterdi
Jonathan Himmelfarb　Melvin Lobo
Michael Böhm　Tomas Ganz

市村 浩一郎	伊藤 裕
今西 宣昌	江藤 正俊
海老原 章郎	大城 幸雄
加藤 健志	苅尾 七臣
河北 誠	坂井 建雄
鈴木 教郎	鈴木 文昭
永井 良三	西中村 隆一
西山 成	西山 博史
堀内 正嗣	宮家 隆次
宮本 賢一	向山 政志
柳田 素子	山本 雅之
横井 秀基	渡部 剛

映像提供 …… ゲッティイメージズ
Shutterstock
山科 章

題字 ………… 西山 鳳陽
声の出演 …… 81プロデュース

（スタジオパート）
技術 ………… 五十嵐 正文
照明 ………… 田原迫 京太
美術 ………… 川名 隆
CG 制作 ……… 吉田 孝侑
ディレクター …… 松村 亮一

撮影 ………… 今井 輝
照明 ………… 甲斐 隆幸
映像技術 …… 佐山 りか
映像デザイン … 倉田 裕史
VFX ………… 高畠 和哉
CG 制作 ……… 興村 暁人
音声 ………… 小畑 ひかる
音響効果 …… 米田 達也

コーディネーター … 上出 麻由
リサーチャー …… マルティーナ ラミジェー
取材 ………… 坂元 志歩
溝口 尚美
編集 ………… 森本 光則

ディレクター …… 丸山 優二

制作統括 …… 浅井 健博

■ Special Thanks

相川 はづき
秋元 純一
秋山 一憲
朝木 翔
朝木 真優
生松 七海
岡本 舞子
小澤 雅夫
小田島 佑樹
木村 勝一
栗原 洋介
小西 彩絵子
小柳 健次郎
小山 健一
今野 由美子
佐川 佳世
佐藤 芙美奈
澤田 友明
白井 麻理江
白浜 武之
杉浦 陵士
竹下 裕章
田所 日菜子
田中 夏仁
玉野 希
徳永 賢太
長野 大樹
沼倉 啓吾
根来 佳代
野木 丈夫
野口 智美
橋本 麻江
早崎 宏治
番井 みさ子
日向 彩子
平田 正徳
藤本 剛史
細野 陽一
増田 裕康
三木田 普
村川 明里紗
森 俊博
山本 展敬
吉田 真吾
吉森 元洋
米田 健

書籍・主要参考文献

【書籍】
『病気がみえる vol.8 腎・泌尿器』 メディックメディア
『初学者から専門医までの腎臓学入門』 東京医学社
『腎臓のはなし』 中央公論新社
『ゾウの時間 ネズミの時間』 中央公論新社
『腎と透析 2017, Vol.83 No.1』 東京医学社
『循環制御 2017, Vol.38 No.1』 日本循環制御医学会
『実験医学 2016, Vol.34 No.8』 羊土社
『実験医学 2016, Vol.34 No.9』 羊土社
『ぜんぶわかる 人体解剖図』 成美堂出版
『ぜんぶわかる 血液・免疫の事典』 成美堂出版
『人体・写真で見る解剖学』 医学書院
『史上最強図解 これならわかる！生理学』 ナツメ社
『高血圧治療ガイドライン 2014』 ライフサイエンス出版
『AKI（急性腎障害）診療ガイドライン 2016』 東京医学社

【Web サイト】
国立循環器病研究センター　http://www.ncvc.go.jp/
日本腎臓学会　https://www.jsn.or.jp/
日本移植学会　http://www.asas.or.jp/jst/
日本高血圧学会　http://www.jpnsh.jp/
厚生労働省　http://www.mhlw.go.jp/
日本生活習慣病予防協会　http://www.seikatsusyukanbyo.com/
日本心臓財団　http://www.jhf.or.jp/

書籍・編集協力者一覧

【編集協力】
熊野　暁
塩谷　雄飛
中嶋　伸二
渡辺　修二
多菊　香弥乃
相川　眞美
飯田　舞
高瀬　康彦
（以上、ポリセント株式会社 http://policent.com/）

越海編集デザイン

井石　綾
兵藤　香
（以上、NHK エンタープライズ）

【データ提供（メッセージ物質）】
日本蛋白質構造データバンク

【執筆協力】
長竹　淑子
武田　京子
小林　圭

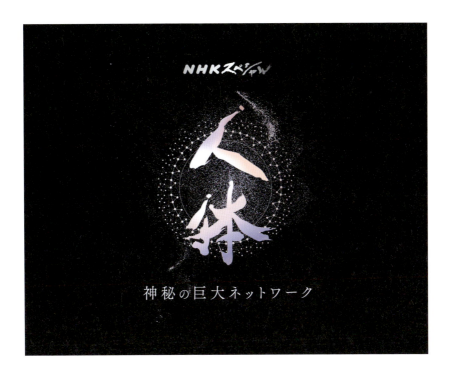

本書は、2017年9月30日より放送開始のNHKスペシャル「人体〜神秘の巨大ネットワーク〜」より、下記の2つの番組の内容を書籍化したものです。

【プロローグ】神秘の巨大ネットワーク（2017年9月30日放送）
【第1集】"腎臓"が寿命を決める（2017年10月1日放送）

- 書籍化にあたり、最新情報などを取り入れるとともに、
  写真、図版、イラストを新たに追加したところもあります。
- 文中に出てくる、研究者等の肩書につきましては、番組放送当時のままとしてあります。
- また、顕微鏡画像の中には、人体の仕組みを知るために撮影された
  動物の体内画像も含まれています。

NHK スペシャル「人体〜神秘の巨大ネットワーク〜」1

2018年1月11日　第1刷発行

編者	NHK スペシャル「人体」取材班
発行者	千石雅仁
発行所	東京書籍株式会社
	東京都北区堀船 2-17-1　〒114-8524
	03-5390-7531（営業）／03-5390-7455（編集）
	出版情報 =https://www.tokyo-shoseki.co.jp
印刷・製本	図書印刷株式会社
ブックデザイン	金子裕（東京書籍 AD）
DTP	越海辰夫
編集協力	ポリセント株式会社
編集	植草武士（東京書籍）
	小池彩恵子（東京書籍）

Copyright © 2018 by NHK
All rights reserved.
Printed in Japan

ISBN978-4-487-81095-6 C0047

乱丁・落丁の場合はお取替えいたします。
定価はカバーに表示してあります。
本書の内容の無断使用はかたくお断りいたします。

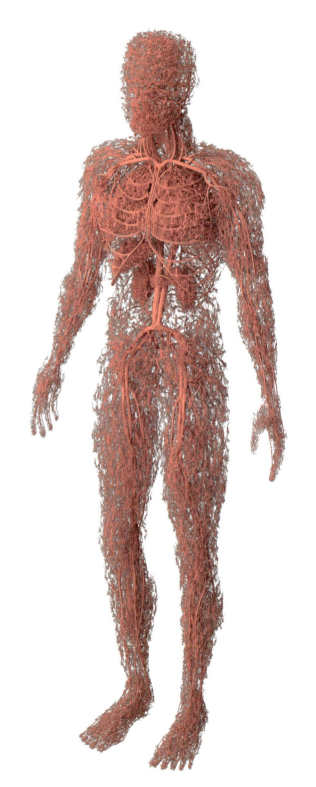